# Definindo e Redefinindo EMDR:

## *Novas estratégias clínicas*

Técnica inovadora e integrativa.
Inclui diagnóstico, trabalho com estados do ego e aprimoramento de desempenho.
Incluídas duas sessões de EMDR integralmente transcritas.

### DAVID GRAND, Ph.D.

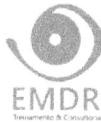

EMDR
Treinamento & Consultoria

**Definindo e Redefinindo EMDR**: *Novas Estratégias Clínicas*

Título-10: 4424746
ISBN-13: 978-0615879567
EMDR Treinamento e Consultoria Ltda.

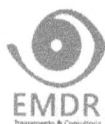

EMDR

SEPS 705/905 Ed. Santa Cruz sala 441
70.390 Brasília, DF Brasil
55 61 3443 8447
www.emdrbrasil.com.br

Tradução para o português: Edith Maria Abreu Garcia de Oliveira
Edição, revisão técnica, adaptação e layout: Esly Regina Souza de Carvalho
Capa: Esly Regina Souza de Carvalho

Publicação: EMDR Treinamento e Consultoria, Ltda.
**www.emdrbrasil.com.br**
**info@emdrbrasil.com.br**

*Este livro está disponível também em espanhol e inglês.*

## PREFÁCIO

Para mim é uma grande honra apresentar esta pequena obra. É densa, mas cheia de novidades, quem sabe até com algumas surpresas. Foi escrita há mais de dez anos, e o EMDR já evoluiu de muitas maneiras desde então. Decidimos soltar o livro com algumas pequenas atualizações, porque nos pareceu que o material era valioso e as técnicas pertinentes ao trabalho clínico dos profissionais que trabalham com EMDR. Acreditamos que uma das formas em que o EMDR foi se desenvolvendo nestes anos se reflete nas páginas deste livro. onde novas estratégias clínicas são apresentadas. Algumas sessões transcritas ajudam a esclarecer a implementação do trabalho magistral de David Grand, um eterno inovador com sua capacidade genial e criativa que transforma os conceitos complexos em aprendizagem ao alcance de todos.

Espero que todos possam aproveitar as ideias aqui descritas, e que também possam ter a oportunidade eventualmente de conhecer pessoalmente ao autor em uma de suas visitas ao Brasil. Quem já o conhece vai ouvir a "sua voz" no decorrer do livro.

Então, mãos à obra, e... vamos com isso!

Esly Regina S. de Carvalho, Ph.D.
Doutora e Mestre em Psicologia
Trainer of Trainers, EMDR Institute/EMDR IBA
Presidente, EMDR Treinamento e Consultoria Ltda.
**www.emdrbrasil.com.br**

# INTRODUÇÃO

## QUAL É O OBJETIVO DESTE LIVRO?

Minha esperança é apresentar, neste livro, ideias inovadoras e integrativas que estimulem seu raciocínio a respeito da teoria e da prática do EMDR. Em primeiro lugar, deixo uma nota de advertência: apresento aqui as minhas ideias, decorrentes da minha experiência prática. Desejo expor diferentes maneiras de usar o EMDR. Apresentarei uma variedade de sugestões e a fundamentação que lhes atribuo; portanto, cada um deve avaliar o que lhe parece fazer mais sentido ou lhe é mais interessante. Não tente copiar nada – torne as ideias suas integrando-as à forma em que você utiliza o EMDR e naquilo que se adapta ao seu estilo pessoal.

## QUAIS PRINCÍPIOS BÁSICOS DO EMDR SÃO NECESSÁRIOS ANTES DE PODER REDEFINIR SUA PRÁTICA?

É imprescindível ter pleno conhecimento técnico sobre o EMDR antes de começar a experimentar alterações na técnica. Não está bem experimentar sem conhecer e compreender os procedimentos básicos e o uso do protocolo clássico. Um terapeuta experiente e seguro pode começar a usar suas habilidades criativas no desenvolvimento de abordagens inovadoras para auxiliar pessoas que apresentam baixa responsividade e até aquelas que parecem ser não-responsivas. Da mesma forma, uma vez dominados os fundamentos da abordagem, pode-se considerar a possibilidade de incorporar suas habilidades criativas pessoais e, assim, levar o EMDR a novos níveis de implementação.

Um dos segredos no desenvolvimento de um bom terapeuta de EMDR é a capacidade de lidar bem com o conhecimento técnico básico. É preciso conhecer profundamente as oito fases do protocolo. Infelizmente, alguns terapeutas terminam seu treinamento em EMDR com receio de utilizá-lo, em vez de sentirem-se entusiasmados pelo seu potencial para curar. Precisamos incentivar os novatos, pois acabam esquecendo que possuem uma rica contribuição para o EMDR. Todos nós temos muito a oferecer àqueles que sofrem e, à medida que obtemos experiência e segurança com a estrutura básica do EMDR, podemos aplicá-lo do nosso jeito, tanto profissional quanto pessoal.

## AS VARIAÇÕES NA PRÁTICA DO EMDR ESTÃO RELACIONADAS AO ESTILO PESSOAL E PROFISSIONAL, CERTO?

Ao aplicarmos o EMDR, somos influenciados tanto por nossa individualidade clínica quanto pessoal. Cada um de nós acaba aplicando o EMDR de formas diferentes – mas devemos nos ater aos princípios básicos. Para desenvolver qualquer tipo de terapia, inclusive o EMDR, é preciso sentir-se confiante. É preciso sentir-se à vontade com a diversidade de abordagens que deriva do estilo de trabalho pessoal. Lembrem-se que vocês são terapeutas hábeis, com boa base teórica. Impressiona-me o fato de que a maior parte dos terapeutas de EMDR treinado atua de forma cautelosa – da mesma forma que faziam antes do treinamento em EMDR. Este é o princípio básico deste livro. Vale a pena repetir o quanto é relevante sentir-se à vontade e autoconfiante – principalmente quando somos desafiados por situações inusitadas – quando temos que fazer algo diferente na última hora – quando o reprocessamento está bloqueado e não conseguimos reduzir o nível de perturbação.

O EMDR constitui um processo experimental, assim como qualquer processo terapêutico, e não se pode prever ou controlar o que vai acontecer, nem a reação do cliente a nossas ações. As intervenções, a escolha dos alvos, como se monta o protocolo e se introduz o entrelaçamento são previsões especulativas em função da reação do cliente. A gente atua e observa o resultado. Quando a intervenção produz um resultado mal-sucedido, temos a oportunidade de aprender por que não funcionou e adotar medidas corretivas. No entanto, se temos a sorte de escolhermos bem o alvo, podemos não descobrir o porquê o êxito da ação. Psicoterapia é um processo requintado de tentativa e erro.

## PARTE 1 - DEFININDO

## O QUE VOCÊ QUER DIZER COM "DEFININDO E REDEFININDO O EMDR"?

O ato de estabelecer um alvo e identificá-lo nos termos do protocolo (imagem, crença, emoção e sensações corporais) constitui um processo psicológica e neurologicamente definidor. Combinado com a ativação bilateral (movimentos oculares, estimulação auditiva ou tátil), essa definição produz a mudança rápida e direta que se observa, assim como os resultados alcançados por meio do processamento com EMDR.

Atuar em casos complexos ou desenvolver aplicações que vão além do trabalho com trauma, tais como o aprimoramento do desempenho, exige uma redefinição do EMDR de modo que ultrapasse a estrutura básica ensinada no Treinamento Básico. Os temas de inovação e integração são entrelaçados no decorrer de todo o livro.

A maior parte das inovações técnicas constantes deste livro pode ser categorizada como entrelaçamentos avançados. A expressão "entrelaçamento cognitivo" é limitada. Existem várias formas de entrelaçamento como, por exemplo, enfatizar as sensações corporais, as emoções, a experiência sensorial e os estados de ego que podem, também, ativar processamento paralisado. Muitos novatos não percebem o quanto o EMDR é técnico por parecer tão direto. Terapeutas mais experientes costumam comentar que quanto mais aplicam o EMDR, mais compreendem sua complexidade. À medida que aprendemos, deparamos com a inexorável realidade do quanto ainda há a ser aprendido. A supervisão individual e em grupo é relevante para obter orientação por parte de peritos em EMDR – que por sua vez também deveriam buscar desenvolver seu próprio processo de aprendizagem. Nesta etapa de desenvolvimento na condição de terapeuta de EMDR, tenho aprendido mais do que em qualquer momento anterior; na verdade, acredito estar experimentando um processo de aceleração de aprendizagem!

Definir e redefinir o EMDR implica elaborar formas expandidas e variadas de conceituar e de trabalhar com o protocolo. Nas situações em que o cliente consegue processar de modo natural, sem paralisar ou entrar no "loop" (círculo vicioso) – em geral quando o alvo consiste em um trauma discreto ou em uma fobia simples – há menos necessidade de se fazer alterações ao protocolo clássico. Essas são situações em que o processamento flui de forma constante e natural, em que interrompemos o cliente periodicamente apenas para perguntar "aonde você está agora?", e observamos o curso do movimento. O processo continua até que o cliente alcance um SUDS igual a zero em sua dessensibilização e a Crença Positiva seja instalada até alcançar um VOC de sete. Quantas vezes você percebeu que o EMDR progride nessa linha?

Isso nos faz lembrar de quando éramos crianças e ninguém nos contava o quanto a vida adulta seria difícil – até que descobrimos por conta própria. Quando fui inicialmente treinado no EMDR, não me lembro de ter sido informado que a maioria dos casos seriam complexos. Por isso, à medida que comecei a aplicar o EMDR, fiquei confuso, assustado e desanimado. Achava que não estava fazendo direito ou que o EMDR não funcionava naquelas situações. Posteriormente, descobri que isso não era verdade – que, na verdade, o EMDR é eficiente com a maioria das pessoas que nos procuram, embora sejam necessárias adaptações e um número maior de sessões do que fora inicialmente previsto.

Alguns clientes precisam ser preparados antes de reagir eficazmente ao EMDR. Se usarmos como alvo um trauma discreto e ele não for totalmente processado, o paciente pode acabar sendo traumatizado, uma vez que o trauma alvo pode estar ancorado em um trauma infantil significativo ou em defesas dissociativas ("Você quer dizer que o DES e a anamnese nem sempre identifica tudo?"). A aplicação do EMDR tem demonstrado com veemência a ubiquidade do trauma profundo e das defesas dissociativas. Esse fenômeno exige que desenvolvamos e integremos ao EMDR uma variedade de técnicas (entrelaçamentos) de modo a favorecer o êxito do tratamento. Neste livro, dispensaremos considerável atenção a essas abordagens.

## PERGUNTA DEFINIDORA – O QUE É E O QUE NÃO É EMDR?

A pergunta foi lançada: O que é e o que não é EMDR? Em minha opinião, o EMDR acontece quando, depois de identificar o alvo com o cliente – definimos o alvo usando o protocolo (imagem, crenças, emoção e sensação corporal) –, aplicamos a estimulação bilateral que ativa o processamento adaptativo de informações (movimento cerebral/inter-hemisférico). Esse processamento promove deslocamento e, se tudo der certo, a resolução daquilo que se fundiu ao alvo. Contudo, esses limites permitem consideráveis possibilidades. Acredito, no entanto, que estimulação bilateral sem um alvo definido não é EMDR. Também não é EMDR a mera construção de um protocolo sem a devida ativação por meio da estimulação bilateral. Cada uma dessas abordagens pode ser bem sucedida em algumas situações – mas é a combinação das duas coisas que produz o efeito do EMDR.

Usar a estimulação bilateral auditiva ou tátil constantemente, depois de estabelecer o protocolo, inclusive entre as séries, constitui EMDR? Embora não seja tradicional, ainda pode ser compreendido como sendo EMDR. E se houver estimulação, mas nem o alvo nem o protocolo tiverem sido estabelecidos? Podemos ver isso como uma derivação do EMDR. O uso de apenas parte do protocolo – quem sabe só a identificação das sensações corporais – e a estimulação bilateral pode ser considerado EMDR? Essa questão permanece discutível.

Francine Shapiro já afirmou claramente que os movimentos oculares por si sós não são EMDR. Devem ser usados em combinação com as oito etapas de preparação e aplicação do protocolo (compostas de definição do alvo, avaliação da imagem, das crenças, emoções e sensações corporais). Essa é a definição mais adequada até o momento. Contudo, os muitos acréscimos feitos a esse processo têm tornado mais difícil a sua compreensão.

Em primeiro lugar, os movimentos oculares como sendo a forma única ou principal de estimulação bilateral foi ultrapassada. Francine descobriu o EMDR por meio dos movimentos oculares (talvez o aspecto tátil do caminhar também tenha contribuído) e esse têm sido o principal método ensinado nos treinamentos – a ativação bilateral auditiva e tátil só foi apresentada como opção mais tarde.

O desenvolvimento do entrelaçamento cognitivo (EC) e de modelos futuros abriu a possibilidade para entrelaçamentos inovadores e integrativos. A intenção original do

EC era que fosse utilizado quando o processamento do cliente ficasse paralisado ou em *"looping"*, de forma que pudesse ajudar a desarmar os pontos de resistência. Com o reconhecimento de que a maioria dos casos tratados é complexa, o conceito do entrelaçamento se expandiu, naturalmente, para integrar a vasta gama de conhecimentos técnicos e de sabedoria experimental que os terapeutas de EMDR possuíam mesmo antes de receber o seu treinamento. O trabalho com Estados de Ego é um exemplo de entrelaçamento avançado aplicado para tornar o EMDR mais viável ou mais eficaz. Se for incluído no protocolo, esse entrelaçamento avançado certamente cairá sob a rubrica do EMDR.

## QUAL É A ABRANGÊNCIA DO EMDR?

Nossas técnicas não são soluções – são ferramentas. A solução está na capacidade neurológica que o cliente tem de se curar e em como nós acreditamos e sentimos este processo.

Não é raro um cliente relatar que algum terapeuta de EMDR anterior lhe informara que "EMDR não funciona para mim". Com frequência, é óbvio que a pessoa provavelmente responderá bem ao EMDR. Outros clientes apresentam desafios que exigem alterações técnicas ou um espaço de tempo maior usando o EMDR. Ou faltava experiência ou conhecimento ao terapeuta anterior, ou, quem sabe, estava inconscientemente temeroso de expor o intenso conteúdo traumático.

## POR QUE NÃO DEVEMOS "PRESSUPOR NADA" COM O EMDR?

Um de meus princípios orientadores no EMDR é "NÃO FAÇA SUPOSIÇÕES". Em nossa atuação como terapeutas antes do EMDR, precisávamos fazer pressuposições de modo a fundamentar nosso entendimento e intervenção. Por outro lado – o EMDR é verdadeiramente centrado no cliente –, as respostas reais encontram-se no indivíduo, e assim sendo, nossas pressuposições tendem a interferir com o surgimento das verdades do cliente. O processo terapêutico não consiste apenas do fato de precisarmos aprender e reaprender continuamente – essa mesma dinâmica educacional se aplica à experiência dos nossos clientes. Portanto, educar plenamente os nossos clientes a respeito do processo do EMDR é essencial e vai além do processo informativo da maioria das demais terapias.

Um bom exemplo sobre a necessidade que o cliente tem de conhecer a respeito do processo se exemplifica na resposta de "não aconteceu nada" (maior pesadelo para o terapeuta). Lido com essa questão usando como base a primeira reação que somos ensinados nos treinamentos – mudar a direção do movimento ocular. Em geral, esse é um erro técnico – será que "nada" pode realmente acontecer? Normalmente, acontece alguma coisa, mas o cliente não identifica o quê. Se não explorarmos isso com ele, perderá a oportunidade de obter conhecimento a respeito da natureza do processamento com EMDR. Na verdade, esses impasses representam oportunidades fantásticas para educar o cliente. Quando um cliente termina uma série de movimentos e afirma "não aconteceu nada", tente propor: "Deixe-me verificar uma coisa com você - você iniciou com esta imagem; para onde você foi imediatamente a seguir?" Às vezes o cliente responde: "sumiu, não aconteceu nada." Isso indica que o cliente não percebeu que ocorreu um processamento muito rápido e poderoso. Outro cliente pode informar: "Comecei a pensar sobre outra coisa, não aconteceu nada" ou "comecei a pensar sobre uma coisa que aconteceu há muito tempo, não aconteceu nada". Quando você aceita essas crenças errôneas de que "não aconteceu nada" e orienta o cliente a mudar a direção dos movimentos oculares, você reforça uma noção incorreta, além de perder uma excelente oportunidade para educar o cliente.

## COMO PODEMOS SABER SE O CLIENTE ESTÁ PROCESSANDO ADEQUADAMENTE?

Alguns clientes vivenciam processamentos estranhos e incomuns como ver cores, luzes piscando ou desenhos animados. Como é que você, assim como seu cliente, pode determinar se é que se trata de processamento eficaz ou não? A melhor forma de lidar com isso é voltar com o cliente para o alvo original e verificar se a imagem é vista ou sentida diferentemente, se a emoção ou as sensações corporais mudaram e se houve alguma alteração no nível SUDS. Mesmo que o nível tenha aumentado, o processamento está ocorrendo.

No EMDR, iniciamos montando a estrutura básica (ICES) – o alvo estabelecido pelo protocolo. Nessa estrutura, quando introduzimos um entrelaçamento, estreitamos o foco do processamento – tanto em nível de informação quanto de neurologia. Pode-se especular que, uma vez instalado o processamento, um entrelaçamento eficiente ativa movimento. Da mesma forma, pode-se entender o trabalho com entrelaçamento dentro do protocolo, como sendo definidor, redefinidor, redutor ou reativador, seguido pela re-expansão ao protocolo completo. Com alguns clientes faz-se necessário manter o foco restrito por um período maior de tempo, com mais envolvimento do terapeuta (entrelaçamento ativo) para iniciar e sustentar o movimento.

## COMO ELABORAR UMA CRENÇA NEGATIVA EFICAZ COM CLIENTES COM BOM FUNCIONAMENTO?

*Pergunta:* Muitos dos meus clientes possuem bom funcionamento em geral. Relutam em fazer afirmações negativas sobre si mesmos no tempo verbal do presente, como, por exemplo, "não sou bom o suficiente", "mereço só coisas ruins", "estou arruinado para sempre", etc. Como é possível compor uma Crença Negativa (CN) com pessoas que relutam em falar coisas negativas a respeito de si mesmas no presente? Em outras palavras, não há problema para elas dizerem, "Eu era inadequado, sem valor, inútil, impotente na

época em que ocorreu o trauma", mas não no tempo presente. Às vezes eu processo a CN no passado, e depois que ela é dessensibilizada, o cliente consegue trazer uma CP adequada e atual. Sei que esse não é o procedimento habitual, mas há situações em que isso parece ser a única opção.

*Resposta:* Essa pergunta nos leva a outro interesse que tenho no EMDR – compreender a ampla variação de estilos de comunicação, semântica e pensamento que encontramos em nossos clientes. Esses fenômenos costumam estar sutilmente entrelaçados com as diferenças culturais inerentes aos nossos clientes. É comum supormos, erroneamente, que compreendemos plenamente as palavras e seus significados; mas isso não acontece.

Tenho uma postura pessoal no EMDR: "NÃO FAÇA SUPOSIÇÕES!"

Isso é importante perceber quando se leva em consideração as diferentes partes do país em que se trabalha. No Brasil, as diferenças existentes em relação ao Rio Grande do Sul e o nordeste, por exemplo, são tão profundas que é como se estivesse em outro país; vejam as atitudes, ritmo de vida, alimentação, intercâmbio social, crenças e práticas religiosas, além de tantos sotaques, sentidos e padrões de comunicação.

Para encontrar uma Crença Negativa (CN) é preciso uma comunicação clara, ensinando ao cliente acerca do que é a CN e seu objetivo. Se isso não ocorrer, dificuldades que venham a surgir posteriormente podem dar a impressão que o processamento não está funcionando. É preciso, também, tomar cuidado para que o cliente não esteja sendo sutilmente induzido a escolher uma CN "bonitinha" que seja "de livro", mas que não faz a conexão com as crenças essenciais, orgânicas. Mesmo os clientes "mais arrumados" ou que possuem um bom desenvolvimento racional não escapam ao pensamento distorcido, ainda que tenham a habilidade de vencer sua irracionalidade mais facilmente que outros. É por meio da educação que os clientes são orientados a localizar as crenças irracionais que incessantemente lutam para fugir daquele inferno.

1.  Pense na CN como sendo a voz do crítico interior – quem não tem um? ou vários? Quem, em momento de frustração, não fala ou pensa consigo mesmo, "Como você pode ser tão burro?" ou "Idiota! Você fez isso de novo."
2.  Considere que a CN é uma crença mantida por um eu-criança, pequeno, que tende a personalizar fatores externos, comunicações particularmente críticas ou abusivas de pais e outras figuras adultas significativas.
3.  Lembre-se que o trauma restringe a habilidade do cérebro (ou de regiões dele) para processar informação adequadamente, resultando em explicações mentais errôneas - tentam fazer com que so que é inexplicável faça sentido; procura prover um locus de controle para confrontá-lo. Exemplos disso são as afirmativas "Foi minha culpa" ou "sou mau".
4.  A não ser que essas crenças sejam identificadas, podem ficar bloqueadas – ou, pelo menos, não serem processadas – no trabalho com EMDR.
5.  Afirmativas que parecem não se enquadrar nos critérios da

CN podem confundir-nos. Ao explorar mais essa questão, descobri que expressões como "Eu estava fora de controle", "Me sinto mal", "Eu não sei", dentre outras, integravam o léxico do cliente, sendo aceitáveis como CN e, às vezes, sua crença negativa basilar. Trabalho investigativo, do tipo de detetive, deve ser uma de nossas principais habilidades clínicas.

A forma pela qual comunicamos o objetivo e o significado da CN é fundamental. "Que crenças estranhas e distorcidas permanecem nos recantos obscuros de sua mente, que lhe chamam a atenção, mesmo que você saiba que não são verdadeiras?" "Se você fechar os olhos e se colocar novamente naquela situação, quais as crenças negativas que surgem?"

Se uma CN não puder ser elicitada na montagem do protocolo, pode ser adiada e, frequentemente, volta a surgir no

futuro. Entretanto, questões ou lembranças relativas ao alvo podem ser resolvidas ainda que a CN não tenha sido claramente definida. Pode-se supor que estava embutida na experiência e foi eliminada sem sequer termos identificado sua presença.

## "A CULPA É MINHA" É UMA CRENÇA NEGATIVA ACEITÁVEL?

Alguém poderia, por favor, explicar por que "A culpa é minha" não constitui uma Crença Negativa autorreferente aceitável? Tenho trabalhado com várias vítimas de abuso que usam essa CN, e que pareceu funcionar bem. Entretanto, em recentes debates com facilitadores, salientou-se que ela não é autorreferente e, portanto, não poderia ser processada de forma adequada. Isso depende do tipo de trauma vivenciado, ou essa CN permite que o cliente se sinta responsável por algo que possa

vir a interpretar como culpa e, assim, não conseguir alcançar a crença básica?

*Resposta:* A CN "A culpa é minha" parece-me ser bastante útil – e os resultados existentes confirmam isso. A única exceção seria quando uma pessoa fosse de fato culpada, como, por exemplo, um motorista embriagado ou um abusador. Pode haver situações em que uma CN mais pertinente fosse manifesta por meio da pergunta – "Se a culpa é (foi) sua, o que isso faz você pensar a seu respeito hoje?". Com isso, buscamos descobrir crenças mais globais ou perniciosas, como, por exemplo, "Eu mereço ser castigado(a)", "Não valho nada", "Sou mau", "Não presto", "Sou uma pessoa terrível", "Sou sujo(a)", "Não posse ser amado", etc. Contudo, CNs não deveriam ser pré-determinadas ou impostas de fora para dentro para encaixar em um padrão. A linguagem é tão individualizada que, às vezes, uma frase que, tecnicamente, não parece ter a menor chance de uso, tal como "Me senti triste" ou "Agora não" pode, no vocabulário do cliente, ser a melhor representação para sua crença negativa (e distorcida) naquele momento. Isso está consistente com o contexto do EMDR ser centrado no cliente e por ele definido. Permanece sendo nossa tarefa determinar, de modo respeitoso e constante, o que as palavras usadas pelo cliente significam, semanticamente, para ele.

## O QUE É DIAGNÓSTICO DE EMDR?

O EMDR pode ser um valioso instrumento diagnóstico. Quando o terapeuta presta cuidadosa atenção ao processamento do cliente, descobre a existência de uma riqueza de informações que, de outra forma, não perceberia – e obtém a validação ou não de suas hipóteses. Em outras palavras – o processamento adaptativo de informações obtido pelo EMDR costuma gerar informações antes inacessíveis pelos processos mentais e pela história clínica colhida. Assim, proporciona, rapidamente, ao terapeuta, um quadro diagnóstico preciso e compreensivo que, de outra sorte, poderia não aparecer antes de o tratamento estar bem adiantado. O EMDR pode auxiliar, principalmente, no diagnóstico de transtornos de ansiedade, de humor bipolar e afetivos, de transtornos dissociativos, de patologias de personalidade, de síndromes somatoformes e de dor, de adições e co-dependência, além de identificar áreas fortes, de desenvolvimento saudável e de resiliência. Outra abordagem psicológica é a prática diagnóstica de modelos do desenvolvimento. Esta abordagem se caracteriza pela identificação de lesões (ou obstruções), assim como das áreas saudáveis nas etapas do desenvolvimento da separação/individuação, dos mecanismos de defesa, do grau de ansiedade e do funcionamento do superego.

Outro exemplo de diagnóstico usando o EMDR envolve as sensações corporais. Observar a natureza dos acontecimentos durante o processamento das sensações corporais favorece a obtenção de considerável quantidade de informação. Já presenciaram sensações somáticas originadas em uma região, deslocando-se para outra e continuando a se movimentar sem serem eliminadas pelo processamento, apesar de haver conteúdo emergindo? O fluxo corporal está, geralmente, associado com qual condição diagnóstica? Tenho identificado uma grande correlação entre movimento sensorial e condições ansiosas – frequentemente, transtornos de pânico. Quando se sabe que o cliente possui um transtorno de pânico, essa é uma forma de confirmar o diagnóstico; quando não se sabe, o fluxo sensorial indica a possibilidade de existir um transtorno de pânico subjacente.

Por outro lado, o fato de uma sensação corporal não se movimentar ou alterar sugere a existência de uma base orgânica para o sintoma, em lugar de uma base emocional. Assegure-se de que seus clientes tenham passado por uma avaliação médica completa. Às vezes, pode-se tratar uma pessoa que venha sofrendo de azia durante vários anos e o sintoma é processado em uma sessão e desaparece! Outras vezes, o uso do EMDR resulta em mudança parcial, e, em outras, nenhuma mudança. Existe a possibilidade também desses sintomas desaparecerem e voltarem uma hora, um dia ou uma semana depois. Tudo isso constitui indicadores diagnósticos significativos. Primeiro, ajuda a determinar se o sintoma tem origem orgânica ou psicogênica; depois, no caso de ser psicogênica, é preciso estabelecer sua(s) derivação(ões). É muito provável que clientes que apresentem processamento totalmente bloqueado estejam respondendo à ativação da ameaça de surgimento de um trauma ocorrido na infância e que esteja associado ao medo (terror). Pode-se, inconscientemente, sentir que é mais seguro manter para sempre trancada uma lembrança que provoque estados de extrema ansiedade.

Há ocasiões em que o processamento com EMDR produz movimento glacial – o cliente começa com SUDS de 8 e termina a sessão com 7,89. Esse movimento costuma ser indicativo de problemas de personalidade ou de uma condição dissociativa que não resolve sem processamento. Quando o movimento é dolorosamente lento, faz-se necessário examinar, rever e perguntar-se: "Já analisei os aspectos da personalidade do indivíduo?" "Já verifiquei a história e compreendi como se desenvolveu?" "Consigo perceber alguma outra manifestação de patologia de personalidade, narcisismo, explosividade, sociopatia – tendência a projetar questões internas para fora?" É possível que se trate de indicativo diagnóstico ou seja uma orientação no sentido de buscar alguma defesa dissociativa soterrada e que esteja promovendo uma lentidão no processo ou minando a resposta a ele.

## O QUE É ENTRELAÇAMENTO POR PERGUNTAS?

O "entrelaçamento por perguntas" é uma técnica eficaz para redirecionar as perguntas do cliente, além de uma maneira de promover uma pesquisa não diretiva que traga à tona as verdades do cliente. Às vezes, após uma série, o cliente pergunta, "Por que é assim?". Quando isso ocorre, qual é a resposta? Pode ajudar se disser: "Faça essa pergunta pra si mesmo e concentre-se nisso". Quando clientes processam perguntas redirecionadas a eles, as respostas existentes internamente são ativadas e, quando elas surgem, os clientes costumam reconhecê-las; e, então, de modo espontâneo, observar: "Já sei!", e, frequentemente, a resposta não é aquela que o terapeuta teria imaginado. Nenhum de nós consegue prever o suficiente para saber em qual área do cérebro as respostas estão armazenadas ou qual região de sua memória guarda as associações e soluções. Há vezes em que a solução é formular perguntas não diretivas e abertas para que os próprios clientes tentem responder e façam o processamento. Por exemplo, "pergunte-se por que você passou deste pensamento para o seguinte" ou "você estava processando o acidente quando seus pensamentos passaram para o acampamento de verão".

Quando o cliente redireciona as perguntas para si mesmo, ativa a informação armazenada no cérebro. Tenho observado respostas incríveis a esta abordagem, que também possui aplicação direta na análise de sonhos. Quando um cliente traz um sonho para a sessão ou se lembra de um sonho durante o processamento, experimente fazer esta pergunta a ser processada: "O que você acha que seu sonho significa?". Em geral a resposta é rápida: "Já sei!". A mesma abordagem pode ser usada com lapsos verbais ou quando o cliente esquece ou apresenta um bloqueio acerca de alguma informação. Estimule-os com "Pergunte-se, por que fiquei bloqueado nisso?" Essa é outra ferramenta que auxilia clientes a estabelecerem conexões – aplicar estimulação bilateral dessa forma pode encurtar o tempo necessário ou até mesmo tornar possível a descoberta e o reprocessamento de questões relevantes.

## QUAIS SÃO ALGUMAS QUESTÕES TEÓRICAS E PRÁTICAS QUE EU DEVO SABER?

No treinamento com EMDR, ensina-se que o protocolo está completo quando o nível do SUDS foi dessensibilizado e chega a zero ou um. Interromper as séries antes da hora pode deixar importantes áreas sem explorar ou níveis de perturbação sem resolução. Em minha experiência, esse é o caso,

principalmente, nos tratamentos prolongados em que a queda de um ponto numérico na escala representa atravessar um enorme abismo. Para alguns clientes, esse passo final do protocolo, passar de um a zero, apresenta o principal desafio e pode ser essencial para alcançar a verdadeira resolução. Da mesma forma, a importância da diferença entre zero e um deve ser cuidadosamente avaliada com base no caso específico antes de passar adiante para a próxima fase do tratamento.

Outra inovação técnica na abordagem é o repetido retorno ao alvo inicial, o que pode facilitar a superação de impasses ou acelerar atividade que se arrasta. Ao acompanhar cada série de movimentos oculares, proporciona-se a costumeira oportunidade à reflexão. Instrui-se o cliente, a seguir, que retorne à imagem e crença negativa, mesmo que o processamento tenha recomeçado. Utiliza-se quantidade de repetições variada após cada aplicação. O que tenho observado é que de quatro a seis desses retornos ao alvo inicial efetivamente reativam um fluxo significativo de associações.

Embora o EMDR seja um processo firmemente centrado no cliente, deve-se compreender que é necessário tomar à frente quando questões de relevância técnica surgem. Nessas ocasiões, é preciso proceder a um esclarecimento abrangente acerca do processo de modo a orientar e capacitar o cliente, o que inclui avaliar a prontidão para encerrar o tratamento. Além do mais, antes de concluir um tratamento, recomendo que sejam rapidamente revistos todos os protocolos já considerados completos com vistas a determinar se permaneceram totalmente reprocessados. Quaisquer alvos, já processados, cujos níveis de SUDS tenham aumentado de zero, ou VoCs que tenham baixado de sete, devem ser reprocessados até sua completa resolução. Quando todas as questões anteriores tiverem permanecido nos níveis obtidos, pode-se começar a discutir o encerramento da terapia. Clínicos de EMDR não devem pressupor que o fato de o cliente ter alcançado integração emocional, eliminação do sintoma e melhora no nível de funcionamento é critério suficiente para, de imediato, terminar o tratamento. O aspecto essencial na terapia é o relacionamento em si. Este contexto de cura existe independentemente dos objetivos e propósitos definidos para o processo. O *timing* de separação deste vínculo humano/término da terapia precisa ser negociado e tratado com sensibilidade e consenso. A experiência de estabelecer o fim da terapia de forma conjunta não é apenas exigida, mas merecida pelas pessoas que sofreram total perda de escolha e de controle em virtude de suas histórias de trauma severo.

Pessoas portadoras de transtornos de personalidade ou de caráter, bem assim aquelas que manifestam transtornos dissociativos, estados de ego particularmente distintos, em geral, necessitam de muitas sessões para passar pelo primeiro protocolo em profundidade. Prepare-se para investir muitas semanas – se não muitos meses – para conseguir completar o protocolo. Um erro técnico a ser evitado é supor que o processo não está funcionando e procurar outro protocolo ou, pior, desistir por completo de usar o EMDR com o cliente. Enquanto algum processamento – "movimento na mente", como gosto de chamar – for observado, não desanime com o quanto o nível do SUDS está caindo lentamente. Se perseverar, seu cliente será estimulado a continuar e, provavelmente, alcançar profunda mudança – até mesmo resolução completa! – em questões que se reportem a situações de retraumatização no início da vida. Obviamente, transtornos dissociativos e de personalidade não constituem diagnósticos puros; em geral há elementos de ambos misturados.

Pessoas com transtornos dissociativos costumam ter sofrido repetidos traumas na infância – com frequência, abuso mental, físico ou sexual. Quando esse trauma se reporta a situações muito cedo na vida – principalmente a estágios pré-verbais – o tratamento pode caminhar lentamente. Claro que, ao trabalhar com pessoas portadoras de transtornos dissociativos, deve-se orquestrar um programa completo para certificar-se de que receberão o tipo rede de apoio necessário. É indispensável continuar trabalhando com o protocolo até que esteja totalmente completo. Para aplicar essa parte da técnica, quando o cliente chegar à sessão seguinte, pede-se que retorne ao alvo inicial do protocolo. Comece dizendo, "Se você trouxer a imagem – como ela está agora?" Se o cliente responder, "Não quero trabalhar nisso – estou em um lugar totalmente diferente agora. Quero trabalhar em uma coisa que me ocorreu esta semana." Atender essa solicitação constitui um erro técnico, pois dá um curto-circuito na oportunidade que o cliente tem de resolver por completo o protocolo subsistente e seus conflitos inerentes. Lembre-se de permanecer com um protocolo até que atinja resolução total – quer leve um minuto, uma sessão, duas sessões, vinte sessões ou cem sessões. Permanecer com o protocolo significa voltar à imagem do alvo original no início de cada sessão. Se perseverar, clientes portadores de patologia de personalidade e transtornos dissociativos serão capazes de dessensibilizar o protocolo inicial até obter SUDS igual a zero. Muitas vezes, processar um SUDS 2 ou 1 até chegar ao zero, principalmente no primeiro protocolo, é o maior desafio. Quando um cliente que possui uma história de trauma a longo prazo consegue alcançar um zero, realiza uma façanha antes fora de suas possibilidades. O terapeuta está, então, pronto para seguir para outro protocolo, que tende a ser processado mais rapidamente que o primeiro. Se o primeiro exigir seis meses, o próximo levará, provavelmente, de três a cinco meses para ser concluído. A essa altura, o terapeuta já conseguirá compreender e aceitar a velocidade em que alguns clientes processam.

À medida que as estruturas de ego se desenvolvem, o processamento ocorrerá de modo mais rápido e eficiente. Pode ir pelas etapas de desenvolvimento e realizar uma alteração diagnóstica para sintomas, crenças e comportamentos mais adaptativos. Conseguir levar um cliente, que tenha aspectos dissociativos ou de personalidade, a chegar à resolução é uma experiência recompensadora e profunda, que acaba favorecendo mensagens do tipo: "sabe, acho que já estou quase pronto para parar!". Antes do EMDR, entendia-se que, com clientes que manifestassem esse tipo de patologia, o objetivo ideal do tratamento seria produzir mudança com limitações. Estava fora de nossa alçada auxiliar essas pessoas além de determinado ponto. O fato de que agora é possível, dado tempo suficiente para aplicar o EMDR, alcançar resolução total das questões é fenomenal. Até hoje, já tive essa experiência com cinco clientes nos quais tive que aplicar o EMDR por mais tempo.

## É POSSÍVEL TRATAR CLIENTES COM RISCO DE RETRAUMATIZAÇÃO?

*Pergunta:* Meus clientes moram aqui no norte de Israel com a possibilidade real de bombardeio, mas as chances atuais de serem atingidos ou feridos são *bem inferiores a, digamos, ser assaltado em Nova Iorque. As duas situações* dependem de não estar no lugar errado na hora errada. É claro que as regras de segurança são fundamentais e precisam ser respeitadas. Depois, se o cliente desejar continuar morando aqui, como o faz a maior parte, o próximo passo é desenvolver um senso de proporção acerca do perigo real. Eu uso o EMDR como uma da maneiras de auxiliar o cliente a avaliar a situação à luz do que vivenciou. O ideal é, sem sombra de dúvida, que o EMDR seja utilizado em circunstâncias de absoluta tranquilidade – após um evento ocorrido no passado –, mas nós não dispomos desse luxo. Precisamos, constantemente, trabalhar com os motores em funcionamento. Portanto, concordo que, em alguns casos, seja necessário que eu tente acessar o trauma mais antigo para obter melhores resultados.

*Resposta:* A meu ver, você avaliou de forma bastante precisa o quadro clínico que pode se considerar como reparável por meio do EMDR. Denomino essa abordagem "Calculando as Percentagens". Após quase todo trauma discreto (acidente de carro, furto, ataque canino), o medo de nova ocorrência constitui um dos sintomas principais do TEPT. Como clínicos, não podemos garantir que o fato não tornará a acontecer, mas podemos ajudar nossos clientes a definirem, melhor, a probabilidade estatística.

Pode-se iniciar perguntando, do mesmo jeito pelo qual buscamos a Crença Negativa distorcida, "Como você percebe as chances, neste momento, de que este incidente irá se repetir na próxima semana, no próximo mês, ano, cinco anos?" Prossiga com "Quantas vezes isso aconteceu com você no passado?" (modelo de realidade). À medida que essas perguntas são incorporadas ao protocolo e ao processamento, volta-se, periodicamente, à primeira pergunta para determinar se houve alguma alteração no sentido de uma avaliação percentual mais realista. Instale qualquer mudança positiva e continue até o ponto em que tanto você quanto o cliente concordem que ele/ela atingiu um nível realista.

Tenha em mente que o objetivo não é erradicar a experiência e o sintoma decorrente dela, mas integrar a experiência com a aprendizagem concomitante que, provavelmente, resultará de todo e qualquer encontro profundo. Em outras palavras, o sintoma, assim como seus componentes irracionais e cheios de adrenalina, transmuta em informação fundamentada na realidade e é integrado como conteúdo aprendido.

Também concordo que, explorar a história e experiências anteriores de trauma, principalmente com alguém ainda sujeito à possibilidade de trauma direto e vicário no decorrer de sua vida, é crucial e necessário. Fazer vista grossa à pré-morbidade do eu de uma vítima de trauma é pressupor que todas as pessoas deparam com situações desagradáveis usando os mesmos modelos constitucionais e de experiência pré-existentes.

Quantas vezes descobrimos que, a não ser que levássemos um cliente a reprocessar traumas anteriores, os subsequentes não desapareceriam – a despeito de nossos melhores esforços e das abordagens mais criativas com o EMDR?

## TRAUMA OCUPACIONAL: TRATANDO MAQUINISTAS FERROVIÁRIOS COM EMDR

Em nível internacional, maquinistas de trem sofrem de percentuais extremamente elevados de TEPT ocupacional. Você sabe o que é responsável por esse fenômeno? A alta taxa de suicídios à frente dos trens, colisões com pedestres (crianças, pessoas descuidadas, embriagadas ou psicóticas), fora as colisões com veículos automotores. Quando um suicida escolhe a locomotiva como instrumento para sua morte, tende a saltar à frente dela ou a subir nos trilhos, ajoelhar e fazer contato visual com o maquinista, tornando-se a imagem arraigada do maquinista, juntamente com os sons e os cheiros decorrentes do impacto. Em muitas ocasiões, também, pedestres ou veículos automotores tentam passar por um cruzamento fechado e, às vezes, colhem consequências desastrosas. Esse é um risco que os maquinistas correm todas as vezes que conduzem seus trens, sendo que alguns já sofreram de cinco a seis incidentes traumáticos. Dessa forma, compõem uma população que sofre de elevados percentuais de TEPT agudo e crônico. Esses profissionais são vítimas esquecidas, cujas vidas emocionais, físicas e familiares costumam estar prejudicadas, se não arruinadas. Entretanto, trata-se de uma tragédia com solução – já apliquei EMDR em mais de sessenta maquinistas na LIRR[1], alcançando completa resolução de todos os sintomas, e usando, geralmente, de uma a três sessões prolongadas.

## QUANTO TEMPO É PRECISO, DEPOIS DO EVENTO TRAUMÁTICO, PARA PODER APLICAR O EMDR?

*Pergunta:* Você acha que seria problemático realizar uma versão reduzida de EMDR com uma vítima no dia de um acidente terrível? Recebi uma família inteira que precisava desesperadamente de ajuda e fiquei na dúvida acerca do posicionamento oficial do EMDR. Sei que trauma recente ainda não está consolidado e que muitos fragmentos mais devem ser verificados, contudo, quando tratamos uma criança que afirma não conseguir fechar os olhos sem sofrer flashbacks, é uma tentação experimentar o EMDR!

*Resposta:* Deveria ser mesmo uma tentação, pois é nossa responsabilidade socorrer quem está em sofrimento da melhor maneira que pudermos. Um dos equívocos a respeito deste tema alega ser necessário delongar o tratamento caso o evento traumático tenha sido muito recente. Realmente leva tempo para que a experiência seja consolidada – e cada pessoa o faz de forma própria. Seria cruel privar essa criança de qualquer alívio possível.

[1] Nota do Tradutor: Long Island Rail Road - Estrada de Ferro de Long Island

A fita mental da cena traumática pode prosseguir naturalmente ou talvez seja preciso usar como alvo uma imagem de cada vez até que a cena flua sozinha. Quando a experiência estiver mais consolidada, deve-se verificar a existência de trechos não processados – principalmente sons, cheiros e lembranças táteis. A seguir, oriente o cliente a repassar a experiência – primeiro para frente e depois de trás para frente. Comece com movimentos oculares lentos – de cima para baixo acalmam mais – até que ele/ela esteja pronto para fechar os olhos; então, considere a possibilidade de passar para sons bilaterais.

## REGISTRO DO PROCEDIMENTO DE UMA ÚNICA SESSÃO DE TRÊS HORAS REALIZADA COM UM MAQUINISTA FERROVIÁRIO ENVOLVIDO EM UM INCIDENTE OCORRIDO DOIS DIAS ANTES, FORA OS TRÊS ACIDENTES ANTERIORES.

O conteúdo deste caso examina o tratamento com EMDR, em uma sessão prolongada, de um maquinista ferroviário que sofria tanto de TEPT crônico quanto agudo em consequência de envolvimento em quatro incidentes com fatalidades (todos, suicídios à frente do trem que conduzia) e do testemunho de outro suicídio. Além disso, em 1991, o trem que conduzia colidiu com uma carreta cujo motor apagara sobre os trilhos e que carregava uma peça de equipamento hidráulico que pesava 100 toneladas. O primeiro incidente ocorreu em 1983; esta sessão aconteceu dois dias após o incidente mais recente. A sessão teve a duração de três horas e incluiu a extensiva coleta da história, o tratamento com EMDR e o esclarecimento posterior.

**T (Terapeuta):** Conte-me o que aconteceu na sexta-feira.
**M (Maquinista):** Quando saí da Estação Kings Park, às 4h50, um quilômetro e meio a oeste do Parkway Sagtikos, percebi um rapaz sentado no terceiro trilho. Na mesma hora buzinei e puxei os freios de emergência. Ele não esboçou a menor reação. Olhei para o outro lado, como costumam fazer os maquinistas, para não ver o impacto. Não ouvi barulho nenhum, pois estava conduzindo uma locomotiva a diesel. Finalmente o trem parou e o condutor ligou

perguntando se havia alguma coisa errada. Disse-lhe que sim, ele veio e chamou o despachante. O condutor e o guarda-freios voltaram e viram que o corpo tinha sido jogado para o lado. Dois policiais da cidade de Nova Iorque que estavam no trem foram verificar e conversaram com o despachante que perguntou: "vocês precisam de uma ambulância?", ao que responderam "negativo" (a vítima estava morta). Sentei e esperei por três horas que chegasse a polícia do Suffolk County e da ferroviária; estava com um trem cheio de passageiros, o que me deixou bastante incomodado. Finalmente, às 7h, chegou um supervisor. Desci do trem e ele fez muitas perguntas e anotações. No começo, pediram que eu continuasse conduzindo o trem até o destino, mas respondi, "Prefiro não fazê-lo." Não me sentia competente. Caminhei até uma passarela sobre a estrada e vi cena do crime. Pessoas tirando fotos e, depois, levantavam e viravam o corpo.

T: Como você se sentiu nesse momento?
M: Eu senti raiva da vítima (pausa). Depois, o policial veio e me levou para onde havia um carro da polícia. Embora fosse um declive acentuado, fiquei mais preocupado com a segurança dele. Ficamos sentados dentro do carro esperando as pessoas da turma de homicídio; mas, primeiro chegaram os da funerária. Vieram, embrulharam o corpo e levaram ele embora. Daí, o policial me levou até a Estação Kings Park onde esperei meia hora por um trem. Por causa do acidente, os serviços ainda estavam parados e, por isso tomei o ônibus para Port Jefferson e fui pra casa.

T: Como foi quando você chegou em casa?
M: Minha esposa ficou feliz em me ver, mas, quando contei o que aconteceu, ficou chateada. Daí, me senti mal. Cortei a grama e corri de um lado pro outro a sexta-feira inteira. Fui à casa da minha filha, troquei um pneu furado do carro dela e a bateria.

T: E para dormir?
M: Não tive dificuldade em pegar no sono. Estava exausto do dia agitado. Acordei com uma forte câimbra na minha perna esquerda e um *flashback* da aproximação do corpo. Não conseguia parar de procurar o que eu poderia ter feito diferente. (M. lembrou-se de um incidente ocorrido em 1998.) Eu gostaria que essas pessoas

pudessem ver como ficam depois que o trem bate nelas; talvez pensassem duas vezes antes de se jogar à frente de um. Eu estava a leste de Huntington e me aproximei de uma pessoa em pé perto dos trilhos. Ela olhou para o trem, fez contato visual comigo, e subiu nos trilhos. Puxei os freios de emergência e buzinei. Ouvi o impacto e vi os pedaços de osso e carne voando. Quando paramos, a frente do motor estava coberta de sangue e havia um gorro de tricô meio avermelhado (da vítima) preso na grade da frente. Nem acreditei que depois de tudo o gorro ainda estava preso à frente. Fiquei com dó do povo que teria que limpar aquela bagunça.

O pior incidente aconteceu em Huntington no ano de 1988. Bati em uma carreta que estava carregando uma escavadora hidráulica que pesava umas 100 toneladas. Havia um monte no cruzamento e a carreta ficou entalada sobre os trilhos. Para piorar as coisas, até uns 500 metros do cruzamento, minha visão era reduzida. Eu vi dois homens caminhando na direção do centro do cruzamento e foi então que percebi que a carreta estava presa nos trilhos. Por ser final de tarde, as coisas não poderiam estar piores. Compreendi o que estava para acontecer e, por isso, virei, me agachei e me segurei em um corrimão para me preparar para o impacto, que chegou com um horroroso estrondo. Fumaça encheu a cabine e, à minha direita, vi a faísca que imediatamente se tornou uma chama. Um pedaço do terceiro trilho furou o tanque de combustível abaixo do motor – subiu pelo chão e penetrou o bloco do motor, causando o fogo. Em uma fração de segundo me veio o pensamento de que eu seria queimado vivo. O trem seguiu adiante por mais uns sessenta a setenta metros. Pareceu uma eternidade; foi como se alguns segundos tivessem ficado congelados no tempo por horas. Ouvi um gemido acompanhado de um baque enquanto as rodas da frente arrancavam o motor. Ouvi coisas saltando do motor. Quando pensei que o trem iria parar, as janelas começaram a subir com um terrível barulho de esmerilho, o trem guinou 180 graus completos e tombou sobre a lateral. Preso dentro dele, mal conseguia respirar e estava apavorado de que seria queimado vivo. Quando tentei chutar um dos vidros, olhei pra baixo e percebi que estava sem sapatos. O impacto arrancou-os dos meus pés. Pareceu uma eternidade até que alguém quebrou um dos vidros e me puxou para fora.

Quando saí, estava todo preto. As pessoas corriam e, então, chegaram a polícia e os bombeiros. Fui colocado dentro de um veículo de emergência e levado para o hospital. Para piorar as coisas, minha esposa viu tudo pela televisão – e sabia que aquele era o trem que eu conduzia. Com certeza, ela achou que eu estava morto até receber uma ligação da polícia ferroviária. Três dias depois do acidente comecei a ter dores de cabeça que continuam até hoje. O neurologista disse que passariam depois de umas duas semanas e, depois, ele disse uns dois meses; mas agora ele acha que é meu sistema nervoso.

**T:** Fale-me de suas dores de cabeça.
**M:** São bem no meio da minha testa. Às vezes são mais fracas, às vezes, mais fortes. É muito desagradável. Sofro com elas quase todos os dias. Às vezes elas vêm duas ou três vezes no mesmo dia. Passo pelo lugar do acidente três a quatro vezes por dia, e, todas as vezes, revejo a cena. Na verdade, cada vez que eu passo qualquer lugar em que tenha sofrido um acidente, eu tenho um *flashback*. Cada detalhe me vem à mente em um segundo. Outro incidente ocorreu no Kings Park. Parece que sempre há problemas ali. Existe um cruzamento perto do final da estação, seguido de um semáforo; lembra o lugar em Chicago onde aconteceu aquele horrível acidente com o ônibus escolar. Já aconteceram umas cinco ou seis fatalidades ali no último ano, mais ou menos. Bem, um rapaz de uns vinte anos desceu do meu trem, que estava indo na direção leste, atravessou os trilhos, sem olhar para a direita, na mesma hora em que o trem que vinha na direção oposta passava. Quando percebi que o trem bateria nele, olhei para o outro lado e, quando olhei de volta, vi o rapaz rolando e caindo exatamente nos trilhos à minha frente. Ainda vejo essa cena, como se tivesse acontecido há alguns instantes.

Fui convocado para uma audiência (EBT) em Manhattan como testemunha e, por coincidência, encontrei os pais do rapaz à porta da sala de audiências. Não sabia quem eram, mas, por algum motivo, o pai me dirigiu um olhar de ódio. Inicialmente, fiquei com raiva, mas, quando descobri quem eram, me senti solidário. Na audiência, fiquei sentado bem na frente da mãe da vítima enquanto aqueles malditos advogados me faziam rever cada detalhe do acidente várias vezes durante três horas seguidas.

Olhar para ela durante o processo todo foi um pesadelo que não consigo esquecer. O tempo inteiro, senti uma dor aguda no meu corpo, como se tivesse uma flecha enfiada nas minhas costas que saía pelo meu peito. **M.** também relatou, com minúcia de detalhes, outros três acidentes em que esteve envolvido na década de 80.

A seguir descrevo o processo do tratamento com EMDR efetuado no domingo, dois dias após o acidente mais recente:

**T:** Qual imagem representa o pior aspecto do incidente?
**M:** (Imagem) Vê-lo sentado ali, no terceiro trilho, não reagindo à buzina ou ao barulho da chegada do meu trem.
**T:** Que crença negativa, distorcida, a seu respeito está associada a essa imagem?
**M:** (Crença Negativa) Sou responsável.
**T:** Quando você traz a imagem, o que você gostaria de acreditar de você mesmo?
**M:** (Crença Positiva) Fiz tudo o que poderia ter feito.
**T:** Em uma escala de um a sete, onde um representa totalmente falso e sete, totalmente verdadeiro, como você sente essa afirmativa "Fiz tudo o que poderia ter feito"?
**M:** Dois.
**T:** Que sentimentos você tem agora quando olha para essa imagem e pensa na Crença Negativa, "Sou responsável"?
**M:** (Emoção) Culpa – tristeza.
**T:** Que nível de perturbação esses sentimentos lhe proporcionam, onde dez é o pior possível e zero é neutro.
**M:** Mais que dez.
**T:** Onde você sente esse "mais que dez" no seu corpo agora?
**M:** (Sensação Corporal) Bem aqui no meu peito.
**T:** (Usando o CD de Bio*Lateral* com fones de ouvido) Quero que você junte a imagem com a crença "Sou responsável", suas emoções e a sensação no seu peito e apenas observe para onde você vai daí.
**M:** (série de 60 segundos) Fiquei pensando no acidente.
**T:** Continue com isso.
**M:** (série de 60 segundos) Pensei em passear na praia de manhã com minha cadela como costumo fazer com ela.
**T:** Continue com isso.

**M:** (série de 60 segundos) Ainda estou passeando com a cadela na praia.

**T:** (imaginando que nível de dessensibilização foi obtido) Se você pensar na imagem inicial, como você a vê e sente agora?

**M:** Eu só a vejo. Não sinto nada com ela.

**T:** Se você juntar a imagem com a crença "Sou responsável", qual o nível de perturbação que você sente agora?

**M:** Cinco.

**T:** Continue com isso que faz com que seja cinco para você.

**M:** (série de 60 segundos) Meu filho acabou de chegar em casa de outra cidade e pensei no casamento que fomos na semana passada e como foi agradável.

**T:** Continue com isso.

**M:** (série de 60 segundos) Estava pensando em quando fomos assistir à corrida de Stock cars. Estávamos em Daytona e vimos o treino para as 500 Milhas.

**T:** Continue com isso.

**M:** (série de 90 segundos) De novo estava pensando nas corridas. Não assisto nenhuma há duas semanas. A Copa Winston vai passar na TV hoje e eu quero assistir.

**T:** Continue com isso.

**M:** (série de 120 segundos) Eu coleciono carros e caminhões de ferro fundido. Descobri um lugar em Islip que vende deles e estava pensando em parar lá quando voltasse pra casa.

**T:** Se você trouxer a imagem, como ela está e o que você sente agora?

**M:** Parece estar meio borrada sem nenhuma emoção. Parece uma imagem distante.

**T:** Se você juntar a imagem com a crença "Sou responsável", qual é o nível de perturbação que você sente agora?

**M:** Zero.

**T:** Continue com isso.

**M:** (série de 60 segundos) Estou pensando em uma Chrysler com laterais em madeira. Um conversível '46 em que as laterais de madeira se destacam pra valer.

**T:** Se você juntar a imagem com a crença "Sou responsável", qual é o nível de perturbação que você sente agora?

**M:** Não tem nada mais. A imagem sumiu.

**T:** A crença positiva "Fiz tudo o que poderia ter feito" ainda parece ser a melhor crença positiva para você continuar a trabalhar?

**M:** Sim.

**T:** Se você juntar o que restou da imagem com a crença "Eu fiz tudo o que poderia ter feito", o quanto ela parece verdadeira para você agora, na escala de um a sete, onde um é totalmente falso e sete, totalmente verdadeiro?

**M:** Seis.

**T:** Por que não sete?

**M:** Me sinto um pouquinho inseguro.

**T:** Continue com isso.

**M:** (série de 60 segundos) Repassei o incidente inteiro do início até o fim e não consegui encontrar nada que eu tenha feito de errado.

**T:** O quanto "Eu fiz tudo o que poderia ter feito" parece verdadeiro para você agora, na escala de um a sete?

**M:** Sete. Sem sombra de dúvida – a imagem sumiu. O incidente está no passado e eu não sinto nenhuma ansiedade por causa dele.

**T:** (Instalando novamente para aprofundar a manutenção da CP de M) Continue com isso.

**M:** Mesma coisa.

(Depois de 35 minutos, o trauma ocorrido há dois dias foi totalmente processado. M, então, resolveu, com minha orientação, passar para o incidente em que o trem colidiu com a carreta.)

**T:** Que imagem representa o pior aspecto do incidente para você agora?

**M:** (Imagem) A imagem e o som do impacto, a fumaça e as chamas.

**T:** Que crença negativa, distorcida, a seu respeito está associada à imagem agora?

**M:** (Crença Negativa) "Eu poderia ter reagido antes e porque não reagi, vou morrer".

**T:** Quando você pensa na imagem, o que você gostaria de pensar sobre você agora?

**M:** (Crença Positiva) "Eu fiz o melhor que pude e estou seguro agora".

**T:** Em uma escala de um a sete, onde um representa totalmente falso e sete, totalmente verdadeiro, o quanto você sente que a afirmativa "Eu fiz o melhor que pude e estou seguro agora" é verdadeira agora?

**M:** Três.

**T:** Que sentimentos você tem agora quando olha para essa imagem e pensa na Crença Negativa, "Eu poderia ter reagido antes e porque não reagi, vou morrer"?

**M:** (Emoção) Pavor.

**T:** Que nível de perturbação esse sentimento lhe proporciona, onde dez é o pior possível e zero é neutro

**M:** Dez.

**T:** Onde você sente esse dez no seu corpo agora?

**M:** No meu estômago (o ronco é audível).

**T:** Quero que junte a imagem com a crença "Eu poderia ter reagido antes e porque não reagi, vou morrer", sua emoção e a sensação em seu estômago e apenas observe para onde vai a partir daí.

**M:** (série de 120 segundos) Vejo a imagem e ouço o som do impacto e a fumaça e as chamas. Estou me afastando dela, mas não tem para onde ir. O trem diminui a velocidade e finalmente pára. Eu queria chutar o vidro de uma janela para deixar a fumaça sair, mas olhei para baixo e vi que estou sem sapatos. Não conseguiria chegar à porta nem abrir uma janela. Finalmente alguém de fora abre uma janela e consigo sair.

**T:** Continue com isso.

**M:** (série de 180 segundos) Praticamente revivi a parte seguinte da cena. Pessoas correndo para ajudar.

**T:** Continue com isso.

**M:** (série de 180 segundos) Quando acabou, minha filha e minha esposa foram me buscar no hospital. Minha esposa assistiu tudo na televisão e, como não sabia o que fazer, foi lavar a louça.

**T:** Continue com isso.

**M:** (série de 120 segundos) Uns dois anos depois fui chamado para comparecer a uma audiência judicial (EBT). Havia 18 advogados e 13 me interrogaram por três dias seguidos. Eu preferiria sofrer outro acidente.

**T:** Vá com isso para onde levar você.

**M:** Eu sei para onde me leva. Eu odeio advogados! (série de 120 segundos) Fico feliz que a coisa toda tenha terminado – os procedimentos legais.

**T:** Você consegue perceber que o trauma emocional também tenha terminado?

**M:** Acho que sim.

**T:** Continue com isso.

**M:** (série de 120 segundos) Praticamente acabou – eu estava pensando no meu filho. Eu comprei um carrinho de ferro fundido para ele. Ele gosta de corridas de carro.

**T:** Se você trouxer a imagem e o som do impacto e a fumaça e as chamas, o que acontece?

**M:** Nada. A imagem e os sons sumiram. Tento enxergá-los, mas não consigo. É estranho porque eu costumava ver a imagem e ouvir o barulho muitas vezes todos os dias – principalmente nos sonhos. Acabou. Está no passado.

**T:** Se você juntar a crença "Eu poderia ter reagido antes e porque não reagi, vou morrer", qual o nível de perturbação que você sente agora?

**M:** Zero.

**M:** (série de 120 segundos) Está indefinido e no passado. Não me perturba mais.

**T:** Continue com isso.

**M:** Não me vem nada.

**T:** Em uma escala de um a sete, onde um representa totalmente falso e sete, totalmente verdadeiro, o quanto você sente que a afirmativa "Eu fiz o melhor que pude e estou seguro agora" é verdadeira agora?

**M:** Sete.

**T:** Continue com isso.

**M:** (série de 60 segundos) Acabou. Posso me sentir seguro agora.

**T:** Continue com isso.

**M:** (série de 60 segundos) Mesma coisa.

O processamento deste protocolo - o incidente mais perturbador, de acordo com a avaliação inicial do cliente - aconteceu em quinze minutos. Processamos todas as situações remanescentes do trauma, e nenhuma delas precisou de mais de cinco minutos para alcançar total dessensibilização e reprocessamento. Quando encerramos a sessão, perguntei a M. o que tinha achado da experiência, ao que respondeu: "Boa. Não consigo lembrar quando me senti tão em paz. Agora posso seguir com minha vida. Obrigado." Na semana seguinte, M. relatou que não houve evidência de perturbação decorrente de nenhum dos traumas sofridos. Sentira uma fraca dor de cabeça no início da semana e, desde então, nenhum indício de dor. Durante o acompanhamento nos três anos seguintes, os sintomas inicialmente relatados não reapareceram.

**QUAIS SÃO ALGUNS ENTRELAÇAMENTOS AVANÇADOS NO EMDR PARA TRATAR CASOS COMPLEXOS?**

Em geral, é necessário expandir a prática do EMDR com pacientes complexos que respondem com menos sucesso ao tratamento tradicional com EMDR. É possível que apresentem uma patologia de caráter, manifestações dissociativas ou outra sintomatologia de longo prazo aparentemente intratável. Também podem apresentar-se como não-responsivos, cuja resposta é mínima ou adversa ao processo de EMDR. A teoria e a prática do EMDR podem ser integradas com os princípios clínicos da psicoterapia do desenvolvimento. Essa integração – juntamente com técnicas de tratamento inovadoras – permite que os praticantes de EMDR abordem de modo abrangente as lesões ocorridas durante as etapas de desenvolvimento que constituem os principais fatores causais nesses clientes. O desenvolvimento humano, e suas vicissitudes, pode ser conceituado como uma série de pequenos traumas com "t", e a dissociação é a consequência já que é um organizador do desenvolvimento.

**QUAIS SÃO ALGUMAS MANEIRAS DE FACILITAR O SUCESSO DO EMDR COM PESSOAS QUE NÃO RESPONDEM OU APRESENTAM BAIXA RESPONSIVIDADE?**

Há opiniões divergentes acerca de quem pode ou não ser tratado com EMDR. Enquanto o tratamento de trauma agudo tende a ceder rapidamente – uma dramática resolução -, há um significativo percentual de clientes que apresenta situações mais complexas. Da mesma forma, não é raro encontrar pessoas cujas histórias, sintomas e comportamentos fazem com que, durante a sessão, reajam como não-responsivos aos protocolos e procedimentos do EMDR tradicional. Minha posição é que a maior parte das pessoas pode ser auxiliada com o EMDR. É possível que leve mais tempo, seja necessário prestar atenção especial a sutilezas na formação do vínculo terapêutico, modificar e integrar técnicas e habilidade, assim como interesse, para inovar na abordagem de um caso específico de EMDR. Atenção especial às etapas de desenvolvimento da personalidade é importante, principalmente no que se refere ao ubíquo fenômeno da dissociação. A dissociação pode ser conceituada como uma imagem que vai de uma fratura primitiva à existência normal de discretos estados de eu internos. A abordagem técnica para trabalhar com processos dissociativos é descrita como a localização, identificação e mapeamento dos estados de ego separados ou objetos internalizados, bem como a resolução do conflito interno por meio da promoção de interação colaborativa e integrativa entre os estados de ego. A prática diagnóstica do modelo de desenvolvimento é caracterizada pela identificação, tanto das lesões (ou bloqueios) quanto das áreas de saúde nas etapas de desenvolvimento de separação/individuação, dos mecanismos de defesa, do nível de ansiedade e do funcionamento do superego.

Além disso, o uso de estimulação bilateral auditiva e tátil apresenta algumas vantagens sobre os movimentos oculares como, por exemplo, poder processar com os olhos fechados, realizar séries prolongadas, deixar que clientes informados determinem o fim das séries, manter a estimulação esquerda/direita entre as séries e entre as sessões, por meio dos CDs e CDs, para auxiliar no controle de sintomas, relaxamento e no combate à insônia.

## PARTE 2 - ESTADOS DE EGO

## O QUE É O TRABALHO COM ESTADOS DE EGO OU COM ESTADOS DE EUS SEPARADOS

Esta resposta remete à integração do EMDR com conceitos existentes em outras áreas de pensamento. É inovadora, principalmente, em seu aspecto sintetizador. A abordagem de tratamento com EMDR pode ser usada para fortalecer e estabilizar nossos clientes, tanto quanto para reduzir seus conflitos internos dolorosos e incapacitantes. Em geral, pressupõe-se que o conceito de estados separados de ego se refere, em primeira instância, à divisão inerente à personalidade defensiva encontrada em clientes portadores de transtorno dissociativo de identidade. Entretanto, a dissociação pode ser definida como processo adaptativo existente em todo mundo. Como ilustração, podemos lembrar os momentos em que perguntamos a nós mesmos "por que você fez isso?" ou "como você pode ser tão burro?". Essas palavras emanam daquela voz, um tanto quanto dissociada, do eu crítico que existe em cada um de nós. Segundo a teoria que fundamenta as relações objetais (Edith Jacobson, et al), todo mundo, inconscientemente, internaliza representações das pessoas significantes de nosso desenvolvimento infantil que passam a existir na forma de uma introjeção ou de objetos parciais em nós. Da mesma maneira, produzimos auto-representações decorrentes da vida inicial. A interação entre essas introjeções costuma ser denominada de "relações objetais". Com o tempo, desenvolvemos objetos mais amadurecidos, enquanto os arcaicos tendem a permanecer congelados. Ao alcançarmos a vida adulta, existe, em nós, uma panóplia de objetos internalizados que, daqui por diante, chamarei de estados separados de ego (eus separados).

O modelo dinâmico sustenta que a maior parte do que os seres humanos vivenciam ocorre internamente e em consequência de conflitos, alianças e a resolução desses "EUS" separados. Da mesma forma, acreditar que a forma como nos sentimos é consequência dos eventos que vivenciamos é auto-ilusão (necessária até certo ponto). Shakespeare apresentou diagnóstico correto quando escreveu, "A culpa não está em nossas estrelas, mas em nós mesmos". Não se trata de culpa, mas de uma mera e precisa avaliação de nosso verdadeiro locus de controle emocional. Como adultos, o mundo externo, os eventos que enfrentamos e as pessoas que conhecemos servem mais de disparadores para nossas experiências internas que de fatores causais. O conceito de transferência é, basicamente, a projeção de um eu interior para outro ou, da forma que ocorre durante tratamento, para o terapeuta. Trabalhar diretamente com esses estados de ego evita a necessidade do uso da transferência para buscar, de modo inexato, esses estados. Durante a estimulação bilateral do EMDR, a elucidação dos estados de ego e a sua manipulação (de forma construtiva) podem ser enormemente facilitadas. Pode-se observar como os estados de ego se transformam e se fundem durante o processamento do protocolo básico. Contudo, com nossos clientes mais difíceis – de progresso lento e propensão a bloqueios – é necessário um acesso mais direto aos estados de ego internalizados.

## COMO SE ACESSAM OS ESTADOS DE EGO DIFERENTES

A seguir descrevo uma técnica (derivada de muitos conceitos e diferentes orientações) para fazer surgir e trabalhar com os estados de ego – principalmente com o cliente vulnerável (CV). Primeiro, determina-se o nível de dissociação por meio da aplicação da Escala DES ou de outra escala equivalente. É de primordial importância compreender, abordar e dar apoio ao cliente cuja perda de contato com aspectos do EU (defesas dissociativas) reflete uma reação auto-protetora que, em seu objetivo, é algo positivo. Deve-se explicar que essas formas de auto-proteção foram as melhores disponíveis, considerando-se que as situações e sentimentos experimentados pelo cliente no estado de imaturidade eram extremamente angustiantes para ele. A seguir, pode-se esclarecer que, na condição de adultos, podemos desenvolver maneiras mais eficientes de nos protegermos – métodos que não precisam nos privar do contato com nossos estados de ego emocionais.

A técnica é conhecida como "evocando os EUS". Explique ao cliente que todo mundo tem lados distintos aos quais podemos denominar de EUS separados. Ensine e assegure (se for necessário) que isso não significa que você acha que ele tem múltiplas personalidades. Como exemplo, pergunte ao cliente se ele/ela já se ouviu perguntar "por que você fez isso?" ou "como você pode ser tão burro(a)?". Use essa situação para ilustrar a voz do EU crítico ou humilhante (a Crença Negativa não é nada mais que a voz desses EUS negativos). A técnica, então, busca imagens mentais que favoreçam o surgimento desses EUS.

Pergunte se o cliente gostaria de escolher entre a imagem de si mesmo em pé em uma clareira de floresta, em um quarto seguro com diversas portas (executivos costumam escolher uma sala de reuniões) ou um teatro vazio. Essa abordagem pode ser feita de forma projetiva, com algum direcionamento, ou usando uma combinação dos dois. Na abordagem projetiva, instrui-se o cliente a prestar atenção para ouvir barulho na floresta ou passos do lado de fora do escritório com a sugestão de que o som seja produzido por um dos seus EUS internalizados. Peça-lhe que chame o EU e lhe informe quando ele/ela aparecer.

## O QUE FAZER DEPOIS?

Estimule o cliente a observar (definir) esse EU. Que idade tem? Qual a sua aparência? O que está vestindo? Como é o olhar em seu rosto e sua postura? Qual o seu nome? Esse procedimento é seguido pela evocação dos outros EUS. A abordagem mais diretiva é instruir o cliente para convocar seu EU crítico ou auto-agressor. Após esse passo, evoca-se o EU vítima ou agredido. Estados de ego infantis, indecisos, irados ou assustados; de adulto competente, paternos/maternos, curadores, etc. constituem, em geral, imagens produtivas. Pode-se, então, dirigir os estados de ego a interagirem de modo diretivo ou não-diretivo com vistas a obterem comunicação, negociação, cooperação mútua e cura.

## COMO LIDAR COM OS EUS AUTO-AGRESSIVOS?

Recomendo firmemente que seja enfatizado o fato de que todos os estados de ego têm igual valor (assim como um braço ou uma perna) na constituição da totalidade do EU e que nosso objetivo não é expulsar ou remover cirurgicamente algum estado de ego, nem mesmo um que seja abusivo. Deve-se frisar que os estados de ego auto-agressores ou difamadores estão em sofrimento e, frequentemente, sentem-se desvalorizados, sem voz ativa e impotentes. O primeiro passo é lidar com as necessidades desses estados de ego, da mesma forma que se faria com uma criança rebelde – que não é má, mas que, obviamente, precisa de ajuda. Oriente um dos estados de ego (o principal ou um dos outros) a perguntarem ao agressor acerca do seu sofrimento e proporcione a ele/ela uma voz que seja ouvida. Curar os estados de ego agressores, ou introjetados, muitas vezes levará a uma redução na agressão contra si mesmo e à minoração do conflito interior, tornando-se mais viável avançar na direção da cura do EU vítima ou criança. Isso pode levar a uma negociação do tipo "tome-lá, dê-cá" entre os estados de ego agressores e agredidos onde cada um estabelece o que precisa – e aquilo que estão dispostos a oferecer – para obter o que solicitou. Se houver a necessidade de um mediador, use um dos outros estados de ego ou evoque um estado de ego mediador. Não raro o EU agressor terminará por usar sua força para proteger o EU vítima, se este concordar em se manter firme em suas posições com mais frequência. O estado de ego da vítima costuma proporcionar a sensibilidade ou empatia que o estado de ego agressor tanto almeja. No caso de cliente bloqueado, pode-se evocar os estados de ego que estejam bloqueando o processamento e perguntar-lhes o motivo pelo qual precisam fazer isso. Negocia-se e trabalha-se no sentido de curá-los e, possivelmente, o processamento pode ter continuidade.

## COMO REINTEGRAR OS ESTADOS DE EGO ANTES DE FINALIZAR A SESSÃO?

Concluir o trabalho com estados de ego acontece levando-se o cliente a uma imagem integrativa dos EUS, o que pode ser auxiliado por meio de sugestões tais como visualizar os estados de ego de mãos dadas e fazendo sua oração favorita, declamando o poema preferido, fazendo uma meditação curativa ou facilitando o acesso do cliente a sua própria imagem de reintegração mediante o processamento com EMDR. Quando estiverem prontos, os estados de ego podem ser estimulados a, lentamente, fundirem-se uns nos outros. Quando os resultados das alterações ocorridas durante esse exercício são entrelaçadas ao protocolo do EMDR, pode-se constatar que houve substancial mudança da imagem e um índice significativamente inferior de SUDS. Essa técnica promove criatividade e experimentação para o cliente e o terapeuta e pode ser profundamente eficaz até mesmo com os clientes mais bloqueados e difíceis. Seres humanos parecem ter uma aptidão inata para este tipo de fantasia, especialmente quando intensificada pela estimulação com EMDR. Também é possível fazer uso dessa abordagem com a estimulação tátil e auditiva, uma vez que as séries podem ser mais longas e os clientes têm a opção de fechar os olhos.

## O QUE FAZER SE O CLIENTE NÃO CONSEGUE ACESSAR UM EU INTERIOR COMPETENTE PARA DAR APOIO A OUTROS ESTADOS DE EGO?

Leve o paciente a imaginar situações em que tenha se protegido (física, verbal e emocionalmente) de forma adulta; caso o cliente se mostre estável o suficiente para a mais gentil aplicação do EMDR, instale a imagem, a emoção e a sensação corporal com séries de MB muito lentas e curtas. Se começar a surgir uma auto-representação interna positiva, peça-lhe que imagine ser capaz de conversar sobre conteúdo emocional reprimido, mantendo um mínimo de contato possível consigo mesmo por meio de uma CP do tipo "Posso me proteger melhor agora" e faça a instalação.

Outra abordagem é levar o cliente a visualizar seu EU criança que viveu sentimentos e situações que produziram sobrecarga emocional enquanto são realizadas séries curtas de movimentos lentos. Pergunta-se ao cliente como seus pais lidavam com as emoções dele. Uma vez criada a imagem, pergunta-se qual a idade da criança, o que está vestindo, como estão o olhar e a postura corporal dela, etc.

Em seguida, pede-se ao cliente que traga a imagem de seu EU adulto competente (quem sabe maternal). Se isso não acontecer de forma natural, a imagem do EU competente, protetor e confortante deve ser construída. Oriente suavemente o cliente a pensar em situações em que funciona como um adulto competente (p. ex.: no trabalho, com questões financeiras, no cuidado de crianças, no trabalho de casa ou no preparo de alimentos). Essas imagens podem ser instaladas como modelos de realidade. Auxilie o cliente a internalizar a primeira imagem de si mesmo como adulto competente com séries de MB curtas e de movimento lento. Quando isso ocorrer, continue com a instalação da segunda imagem e, a seguir, da terceira. Então, instrua o cliente a manter essas imagens uma ao lado da outra, como se fosse um painel de três partes (pode ser de duas). Com MB lentos, essas imagens costumam se fundir e virar uma só com a criação de um ego adulto competente derivado da realidade. Proceda à instalação adicional da imagem e de sua experiência (cognitiva, emocional e somática) para fortalecê-la ainda mais. Agora o cliente tem um estado de ego mais coerente e competente para trazer o estado de ego criança à cena (enquanto se submete a lentos movimentos de estimulação ocular, auditiva ou tátil) e fazer com que o adulto trate das necessidades emocionais da criança. Preste especial atenção aos aspectos de proteção e conforto emocional da interação parental (que está construindo as habilidades internas de proporcionar conforto e proteção a si mesmo). É de crucial importância lembrar que os estados de ego irados, agressivos, autocríticos, constrangedores (que podem ser identificados como a origem ou voz da crença negativa) precisam ser buscados e trabalhados logo no início, uma vez que, muitas vezes, podem vir a bloquear ou boicotar o processamento integrado e eficaz. Esses estados normalmente estão em sofrimento, magoados, sentindo-se impotentes e ignorados e, portanto, precisam receber cura por parte do EU competente. Esse processo pode auxiliar na desintoxicação do estado fazendo com que sua energia, perseverança e determinação fiquem construtivamente disponíveis em uma harmonia egóica.

O EMDR é sempre um processo experimental – nunca se sabe qual será o resultado até que se faça a tentativa. Perícia e criatividade clínicas permitem-nos observar tanto o processo quanto o resultado, bem como avaliar a melhor abordagem e forma de fortalecê-lo. O cliente possui a sabedoria inerente sobre si mesmo e, assim, pode atuar como consultor do terapeuta e, em última análise, orientá-lo no decorrer do processo.

## REGISTRO DO PROCEDIMENTO EM UMA SESSÃO DE TRABALHO COM ESTADOS DE EGO E ESTIMULAÇÃO BILATERAL MUSICAL CONSTANTE

Os primeiros quinze minutos desta sessão envolveram a escolha do alvo e a montagem do protocolo com o cliente (C), estudante de teatro com vinte e nove anos de idade. Foram abordadas questões que influenciam sua vida pessoal além de inibir sua atuação. C relatou perder contato consigo mesmo quando estava no palco.

Durante a sessão, apliquei a técnica inovadora de protocolos paralelos – seleção de alvo recente que permite a identificação de outro alvo paralelo ocorrido na infância. Inicia-se com o alvo recente e monta-se um protocolo que reporte a processo idêntico com uma lembrança da infância (frequentemente as crenças negativas são compartilhadas ou relacionadas). O C. escolhe a imagem em que está no palco e perde contato consigo mesmo e a Crença Negativa de "Nunca vou conseguir – eu não consigo". A Crença Positiva era "Sou um ser humano valioso", e o VOC = 2. A emoção de C era frustração-medo, e o SUDS, entre 4 e 5. Suas sensações corporais estavam localizadas à frente do estômago.

Após estabelecer o protocolo, disse-lhe: "Gostaria que você flutuasse até algum período anterior de sua vida em que isto lhe seja conhecido".

Suspeitava que trabalhar com o alvo recente, sem tratar a questão subjacente, poderia proporcionar pouca alteração constante. O alvo escolhido por Carlos estava relacionado ao fato de sua mãe ter tido um caso amoroso público na época em que sua família residia na Nova Zelândia. No prazo de um ano ela se divorciou e foi viver na Austrália com o amante, onde Carlos a via duas vezes por ano. Seu pai logo casou-se de novo e, nas brigas diárias que começaram em seguida, Carlos tinha o papel de apaziguador entre o pai e a madrasta. Consequentemente, aos sete anos de idade, Carlos tornou-se uma criança-pai.

A imagem dessa cena é a de Carlos sozinho em uma casa grande. A Crença Negativa sendo "Tem alguma coisa faltando em mim", perguntei-lhe: "Essa crença tem alguma relação com a outra, "Nunca vou conseguir – eu não consigo"? Respondeu-me, enfaticamente, que "sim". Avaliou o VoC para "Não tem problema estar sozinho" como 4; e o SUDS, também avaliado em 4, era sentido nos braços. Demos início ao protocolo da cena na infância. Será utilizado o "T" para identificar o terapeuta e o "C", o cliente.

T – Inicie com a imagem de você na casa com a crença "Tem alguma coisa faltando em mim", as emoções e a sensação corporal relacionadas; a seguir coloque os fones de ouvido com o som BioLateral e acompanhe sua mente para onde quer que ela vá. Seus pensamentos poderão saltar em diferentes direções, coisas variadas podem lhe ocorrer que parecerão irrelevantes. Não tente fazer alguma coisa acontecer. Não tente impedir que alguma coisa aconteça. Apenas acompanhe o movimento e observe.

C – OK.

T – De tempos em tempos pare e diga-me onde você está – às vezes eu mesmo interromperei para perguntar. Se você sentir alguma emoção intensa, não interrompa; procure aguentar até que passe. Alguma pergunta?

C – Não.

T – Coloque os fones de ouvido. Com os olhos abertos ou fechados, pense na imagem, na crença "Tem alguma coisa faltando em mim", nas emoções associadas neste momento e em onde você sente isso no seu corpo; daí, concentre-se nisso.

(O cliente processa)

T – O que aconteceu?

C – Fui para quase o mesmo lugar, para onde vou como personagem em uma cena onde eu sinto que tenho que produzir – e não há nada a produzir. O ponto alto destes minutos foi dizer para mim mesmo "não tem problema que você esteja se sentindo frustrado, você está bravo". Deveria haver alguma expressão de tristeza, alguma expressão de dor. Sinto meu corpo como se eu estivesse prendendo a respiração direto.

T – Você sente seu corpo assim agora?

C – Sim.

T – Quero que comece dessa sensação no seu corpo e concentre-se nisso.

C – Com a mesma imagem?

T – Não, agora comece da sensação que você descreveu no seu corpo. Veja para onde sua mente leva você a partir daí.

(O cliente processa)

C – Prender a respiração é uma imagem forte e me faz sentir como se o peso que tem no meu peito tenha sido colocado ali por alguém. Sinto minha mente dizer: "eu não merecia isso" ou "por que eu preciso aguentar este peso que não parece ser meu?". Me faz sentir como se eu fosse uma criancinha.

T – Quais as emoções que isso lhe traz agora?

C – Eu tenho pena de mim. Ouço a crítica na minha voz.

T – Que crítica?

C – Que sou indulgente porque tenho pena de mim mesmo.

T – Ok (direcionando para o trabalho de estados de ego). Vamos fazer uma pequena mudança. Vamos fazer um exercício para ajudar você a lidar diretamente com essa crença. Todos temos, dentro de nós, lados tão diferentes que é quase como se fossem pessoas distintas em nós. Algumas pessoas têm, literalmente, EUS diferentes, mas, todo mundo, sem exceção, carrega isso como uma experiência interna. Aquela voz de crítica que você ouviu, é como se fosse a voz de outro EU dentro do seu EU maior. (O cliente usa os fones de ouvido com o CD da BioLateral durante todo o exercício). O que eu quero que você faça é imaginar que você está dentro de um teatro. Seu EU global entra no teatro e se senta. Imagine-se fazendo isso e, quando estiver sentado, pare.

C – Estou sentado.

T – Diga-me onde você está sentado nesse auditório vazio.

C – Na terceira fileira – uns dois assentos depois do corredor.

T – Do lugar onde você está, você consegue enxergar o palco?

C – Sim.

T – Você ouve passos nos bastidores. Diga-me de que lado, direita ou esquerda, vem o barulho dos passos?

C – Da direita.

T – Você suspeita que esses passos pertencem àquele estado de ego que estava sendo crítico com você agorinha. Gostaria que você o chamasse para o palco e, assim que o vir, diga-me.

C – Posso ver o palco vazio, mas não consigo fazê-lo aparecer no palco.

T – Você o chamou, mas ele ainda está nos bastidores?

C – Sim. Acho que é isso.

T – Pergunte a ele se podemos conversar com ele, mesmo que ele fique lá, e não suba no palco.

C – Acho que podemos.

T – Melhor: pergunte a ele se eu posso falar diretamente com ele e ele responder por você.

C – Sim.

T – Agora estou falando com você, o ego que está nos bastidores. Quero que você saiba que, neste tipo de trabalho, parte-se do princípio que todas as partes que compõem o Carlos têm grande valor, inclusive aquelas que possam estar lutando ou causando algum tipo de dificuldade para outras partes; nosso objetivo não é nos livrarmos de uma ou outra parte; nosso objetivo é encontrar aquelas que precisam ser compreendidas, auxiliadas e curadas. Você entende isso? Se em algum momento você se sentir à vontade o suficiente para aparecer no palco, deixe isso acontecer.

C – Aham.

T – Vou começar perguntando quantos anos você tem?

C – Sete.

T – Como não podemos ver você, olhe para baixo, veja o que você está vestindo e me conte.

C – Uma calça de veludo cotelê marrom e camisa vermelha.

T – O que você está pensando neste momento?

C – Eu estava pensando em subir no palco. Olhar para a platéia.

T – Só tem uma pessoa ali. É o seu EU maior. Você está pronto para subir no palco?

C – Sim.

T– Permita-se subir. E então, você já foi?

C – Já.

T – Como você se sente aí?

C – Me sinto bobo.

T – Bobo, como?

C – (suspira) Não sei o que eu vou fazer aqui.

T – Bem, era você quem estava fazendo aquelas críticas agora há pouco, certo?

C – Certo.

T – Conte-me, de onde procede isso em você?

C – Vem de uma sensação de ter que, de alguma forma, manter as coisas no lugar.

T – Certo. Quer dizer que não está vindo de um lugar forte ou seguro.

C – Não.

T – Poderíamos dizer que você está sofrendo, se sente magoado e, de certa forma, impotente, sem voz, indefeso, precisando de cura?

C – Sim.

**T** – Saiba que, apesar de seus esforços não estarem funcionando, você tem muito a oferecer aos outros estados de ego. Você tem padrões elevados, correto? Suas expectativas são altas?

**C** – Sim.

**T** – Minha intuição me diz que você tem bastante determinação e energia.

**C** – Tenho; acho que sim.

**T** – Quanto mais saudável você estiver, mais você poderá utilizar essas características para ajudar a si mesmo, aos outros EUS e ao seu EU maior. Eu gostaria que, neste momento, você pensasse sobre o que faz você sofrer mais. Você tem alguma noção do que realmente mais incomoda você?

**C** – Não sentir – sentir como se tudo estivesse fora de controle.

**T** – Onde você sente isso no seu corpo neste momento?

**C** – Bem aqui (apontando para o estômago).

**T** – Da mesma forma que o Carlos maior está usando os fones de ouvido com música em som bilateral, você também está usando fones de ouvido. Você consegue senti-los e ouvir o som?

**C** – Aham.

**T** – Gostaria que você se concentrasse nessa noção de estar tudo fora de controle e na sensação no seu estômago e deixasse sua mente levar você para onde ela levar.

(O cliente processa)

**T** – Onde você está agora?

**C** – A noção de estar tudo fora de controle significa que não posso ser criança.

**T** – Como você se sente com isso?

**C** – Eu fico com raiva. Me sinto enganado.

**T** – Concentre-se nesses sentimentos.

(O cliente processa)

**T** – E então, onde você está?

**C** – Me fez pensar que, assim...  vou crescer e me tornar um babaca porque não posso ser criança. Me fez sentir que o medo de me magoar sempre me ajuda a agir como adulto – sério, amadurecido. Me dá raiva ter que agir como adulto. Eu sinto que isso tirou de mim parte da minha natureza artística, parte da minha criatividade, da minha criança.

T – Você concorda de eu chamar um estado de ego adulto para ajudar você?

C – Tudo bem.

T – Você vai dar um passo para trás e esperar. Você – o EU maior – vai ouvir mais passos agora. Você tem uma consciência que pertence ao seu EU competente, adulto, sensível; aquele que cuida das pessoas, especialmente preocupado com crianças. Chame-o e diga-me quando ele aparecer.

C – Posso vê-lo.

T – Quantos anos ele tem?

C – 30, eu acho.

T – O que ele está vestindo?

C – Calças jeans e uma camisa branca.

T – O que você vê no rosto dele?

C – Compreensão.

T – Certo. Eu quero falar diretamente com ele. Você ouviu tudo o que aconteceu no palco com o EU de sete anos, de onde veio a voz crítica?

C – Sim.

T – Você consegue vê-lo?

C – Consigo sim.

T – Como você se sente sobre o que você ouviu?

C – Sinto que alguém deveria ter dito que não era para ele crescer tão rapidamente.

T – Preciso fazer uma observação: o EU de sete anos não está no passado; ele está vivo e aqui neste momento. Sendo ssim, você gostaria de ajudá-lo com as dificuldades que ele está enfrentando?

C – Sim.

T – Muito bem. Vamos voltar para o seu EU maior agora, observando da plateia. Gostaria que você observasse esses dois EUS interagindo com a ideia de que o adulto competente e sensível está presente para ajudar o de sete anos em suas dificuldades, na sua dor, e fazer com que ele possa ser uma criança. Deixe acontecer; apenas observe.

(O cliente processa)

T – Diga-me o que acabou de acontecer.

C – Eu vi o EU competente - meu EU competente – tentando explicar, a acalentar meu EU de sete anos. Ele é muito resistente, meio bravo; parece que o EU competente é bobo.

T – O EU de sete anos tem motivos para não confiar dos adultos?

C – Sim.

T – O seu EU competente consegue compreender isso – ele valoriza isso?

C – Sim, ele entende.

T – Quando interrompi, o que estava acontecendo entre os dois?

C – Parecia que o EU competente não tinha descoberto direito como lidar com o de sete anos. Parecia estar em um impasse. Me senti observando momentos de raiva do EU de sete anos e momentos de cuidado e frustração do EU competente.

T – Vou voltar pra você, Carlos. Você me disse que trabalhou com reabilitação – às vezes com adolescentes e crianças. Imagino que tenha sido um desafio, principalmente com algumas dessas crianças.

C – Sim; um grande desafio.

T – Como foi que você conseguiu vincular com as crianças que você alcançou? Como aconteceu? O que você fez?

C – No ambiente que criamos, tínhamos que continuar demonstrando amor não importando o que acontecesse.

T – Como vocês faziam isso?

C – Mais cedo ou mais tarde funcionava para muitos deles. Paravam de fazer as coisas que os prejudicavam ou, às vezes, prejudicavam os outros.

T – Alguma vez, você chegou a questionar se essas crianças, ou a maioria delas, iriam conseguir vencer antes que tivessem conseguido?

C – Com certeza.

T – Isso fazia você se sentir impotente e confuso? Frustrado?

C – Acho que sim.

T – Você consegue juntar tudo o que você aprendeu? Toda a experiência que você adquiriu, e trazer isso agora para lhe dar paciência, esperança e força para aguentar firme e proporcionar ao seu EU de sete anos aquilo que ele precisa – aquele amor que existe não importa o que aconteça? Você consegue dar isso a ele agora?

C – Posso mostrar a ele que estou aqui.

T – Que você é paciente?

C – Que meu compromisso com ele faz com que eu esteja aqui.

T – Certo. Quero que você dê um passo para trás e deixe seu EU maior observar o que acontece quando seu EU adulto competente mostra isso ao EU de sete anos.

(O cliente processa)

C – (risadas)

T – Conte-me o que aconteceu.

C – Eu vi meu EU de sete anos olhar para o meu EU adulto competente, perceber seu compromisso e cuidado – não sua passividade – só sua presença física e não necessariamente em movimento, mas lá, presente, receptiva e generosa. Meu EU de sete anos olhou para esse cara e começou a gozar dele, fazer piadinha por ele ser tão adulto. O EU de sete anos começou a brincar, deixando o EU adulto ser o adulto por um tempo.

T – Posso conversar com o EU de sete anos diretamente agora?

C – Pode.

T – Como você está se sentindo neste momento?

C – Muito bem.

T – Você está surpreso?

C – Sim.

T – Existe algum jogo ou brinquedo específico que você gostaria de ter?

C – Sim – uma bola, uma bola de futebol ou algo assim.

T – Peça ao seu EU adulto competente para arrumar uma para você.

C – Ele vai.

T – Volte a ser seu EU maior e observe o que acontece.

C – Estou tendo dificuldade em vê-los com a bola.

T – Diga-me o que aconteceu.

C – Meu EU maior, neste teatro, ficava pensando em comprar uma bola. No entanto, eu não conseguia ver o que estava acontecendo à minha frente. Podia imaginar um jogo, mas não era como se estivesse vendo eles com a bola.

T – Tá. Você ouve o barulho de uma bola quicando nos bastidores. De que lado está vindo o barulho?

C – Do lado esquerdo.

T – Brincando com a bola está outro EU. Esse é um EU adolescente que está vindo trazer a bola para o EU de sete anos e, assim, também ajudar o EU competente. Chame-o para aparecer no palco. Você o vê?

C – Sim.

T – Quantos anos ele tem, mais ou menos?

C – Dezoito.

T – O que ele está vestindo?

C – Parece que está calçando tênis e, sei lá, uma calça moleton e uma camiseta.

T – Como está o rosto dele?

C – Ele tem cabelo mais comprido; o rosto dele parece mais brincalhão.

T – Você vê a bola que ele está carregando?

C – Vejo.

T – Descreva-a para mim – as cores.

C – Na verdade, parece uma bola de vôlei.

T – O que você vê agora?

C – Ele está meio que quicando ela como se fosse uma bola de basquete – mas não muito bem.

T – Tenha em mente que, embora ele esteja aí para trazer a bola para o EU de sete anos, o EU adulto competente também está aí para dar apoio para o EU adolescente. Permita que os três interajam, lembrando que a bola é para o EU de sete anos e é ele que precisa ser estimulado a ser criança. Deixe rolar a partir daí e, depois de um tempo, veja o que acontece.

(O cliente processa)

T – Certo. Conte-me o que está acontecendo.

C – O adolescente que estava com a bola jogou-a para o menino de sete anos e o de sete anos...

T – Sim?

C – Ele estava gritando pelo palco vazio – este é um palco que parece uma caixa preta e, por isso, tem paredes à sua volta. Ele está agindo como um pequeno demônio, só gritando e berrando e se divertindo, e jogando bola com o rapaz de dezoito anos. Meu EU competente estava só quieto, observando; aí os outros dois colocaram ele no meio e meio que jogaram bobinho com ele. Parecia um jogo a três por um tempo. Comecei a ver uma mistura no que acontecia – imagens de mim, melancolia no meu adolescente e sarcasmo em relação à vida, em relação às coisas emocionais, cinismo; coisas que não fazem parte do meu EU competente, mas sim do adolescente e, certamente, do menino de sete anos. Vi imagens rápidas de fotografias de mim e de outras coisas. Lembro que, em certo momento, a raiva do menino de sete anos parecia estar no meu rosto na mesma hora. Mas, parecia uma família e isso me faz sentir triste. Era como se meu EU competente fosse meu Pai e acho que isso é bom porque boa parte de mim sente que meu pai nunca foi um pai.

T – É daí que está vindo a tristeza?

C – Sim. Quer dizer, está vindo da ideia geral de que família não foi o que deveria ter sido, como as famílias das outras pessoas. Não me lembro de alguma vez ter jogado bola com meu pai; ele nunca deixou que sua criança interior brincasse comigo.

(O cliente processa)

T – E agora? O que aconteceu?

C – Fui para meu relacionamento com a Kelly e a ideia de me casar e ter filhos, o que me deixa apavorado. Quando chega a hora "H", paro o processo e terminou o noivado.

T – Olhando pelo que você acabou de vivenciar, de onde você acha que vem todo esse medo?

C – Do medo de que não farei melhor do que eu acho que recebi; não estou preparado para ser pai.

T – Qual desses EUS que estão aí sentem isso mais fundo?

C – Difícil dizer... o de sete anos? Não sei qual é a resposta para essa pergunta.

T – Deixe-me perguntar de outro jeito, então. O menino de sete anos percebeu que precisava abrir mão de sua infância e desempenhar o papel de um adulto para poder absorver o impacto das coisas que estavam acontecendo na família (entre seus pais e, depois, com a madrasta). Imagino que, de alguma forma, parte desse medo venha dele, de achar que precisa voltar a esse lugar quando ainda sente que não teve suas próprias necessidades infantis atendidas.

C – Isso faz sentido.

T – Estamos aqui falando sobre o EU de sete anos. Você pode ter outros EUS mais novos ou mais velhos, inclusive o adolescente, que têm dificuldade com essa situação. Uma das coisas mais importantes para aprender a lidar com as emoções como adulto é ter recebido, quando criança, o apoio e a nutrição de alguém de fora, uma vez que, nesse estado, você não consegue se proporcionar essas coisas sozinho. Quando adulto, os aspectos de si mesmo, ou melhor, os aspectos infantis de si mesmo que não receberam o que precisavam permanecem em você e buscam, naturalmente, resolver suas necessidades no exterior – mas não conseguem obter nada de fora. Uma vez no estado adulto, só você consegue atender a suas próprias necessidades, e isso, buscando no interior.

C – Sim. Uma das coisas que é bastante óbvia para mim é o quanto minha necessidade de aprovação é meio que psicótica. É tudo em mim, e estou consciente disso. Sinto que preciso disso de outra pessoa. Quando estava escrevendo ontem, me preparando para vir aqui hoje, tentando deixar algumas coisas surgirem, percebi que busco a aprovação desde os comportamentos mais comuns, aparentemente insignificantes, até os mais relevantes. Tipo, eu deveria ser um ator? Por favor, diga-me se eu devo ser um ator. Percebo, de repente, que estou em um restaurante tentando adivinhar se devo pedir um ovo para acompanhar a minha torrada já que, obviamente estamos tomando café da manhã, e buscando aprovação, eu queria um ovo. Estou sempre me criticando em contextos em que imagino o que outra pessoa pode pensar de mim.

T – Nesse momento – de quem você buscava a aprovação de forma "psicótica"?

C – No momento da torrada?

T – Sim.

C – Eu estava olhando para um amigo que estava sentado ao meu lado. A ação foi totalmente inconsciente até que eu a percebi – bastou um olhar para ele, sem nem haver contato visual. Percebi meu olhar para ver o que ele estava fazendo e identifiquei que esse era meu impulso.

T – O EU de qual idade estava buscando a aprovação do seu amigo?

C – Bem, espero que não tenha sido o adulto competente! Não sei. O de sete anos. Pode ter sido um mais jovem.

T – Digamos que fosse o EU criança, embora provavelmente fosse uma criança mais nova. Se o EU criança identificasse o EU adulto competente que está ali – e quer estar presente - para lhe dar apoio, e tivesse alguma experiência em contar com ele, você acha que isso pode ser resolvido dentro de você?

C – Não estou muito certo. Se essa criança de sete anos... se eu *tivesse* recebido essa aceitação?

T – Não, refiro-me a este momento. Você está nessa situação e agora percebe isso. Esse EU criança percebe que existe um EU adulto presente e disposto a assumir essa tarefa, e que pode fazer isso melhor que qualquer outro do lado de fora.

C – Aham.

T – Você acha que poderia, de modo natural, corresponder a isso internamente, ou encontrar um lugar dentro de você em que isso ficasse acomodado?

C – Sim. Acho que isso é possível.

T – Imagine você nesse lugar – de volta na cena do café da manhã – e permita que a cena flua. Não deixe passar muito, só um pouco e veja o que acontece.

C – Parece um efeito dominó. É como se uma decisão de me confirmar possa muito bem levar a outra. Posso olhar para o dia que tive ontem e imaginar os fatos – começando com o ovo e a torrada até o fim do dia – e pensar sobre momentos em que me peguei buscando aprovação. Em vez de me punir por buscar confirmação externa, poderia apenas dá-la a mim mesmo – parece tão simples.

T – Estou certo de que você percebeu que algumas das coisas mais simples na vida parecem ser as menos óbvias ou as mais difíceis de identificar.

C – Certamente. Sinto como se sempre estivesse consciente dessas coisas na minha vida. Consciente de buscar a aprovação e nunca saber como mudar o padrão desse comportamento.

T – Tenho certeza que, se soubesse, você o teria feito. Com isto, você pode perceber que as respostas estão, na verdade, dentro de você. Saber disso – e saber ter acesso a elas – é fundamental para ajudá-lo a sair do problema. Quero dar mais uns passos nisto que estamos fazendo. Imagine que do lado de fora deste teatro está um conversível para quatro pessoas, com o teto abaixado ; seus EUS descem deste palco, saem do teatro e se dirigem ao carro. Esse automóvel representa você e sua vida, no sentido de que, se você parar e pensar sobre as vezes em que teve conflitos, seu EU adulto competente provavelmente não estava na direção; pode até ter sido o EU de sete anos. Imagine o EU adulto competente sendo firme (e sensível), usando, inclusive, de senso de humor para assumir a direção do carro e fazer com que os demais EUS tomem seus lugares.

C – Para onde vamos?

T – Antes de pensar para onde vocês vão, diga-me como estão sentados os passageiros.

C – O EU de sete anos está no lugar do copiloto; o adolescente está atrás com meu EU maior.

T – Quero que você faça o carro sair na direção que você escolher e, quando o carro sumir no horizonte, pare e me diga.

C – É difícil ficar pra trás e olhar eles indo embora.

T – Lembre-se que o horizonte está dentro de você.

C – Estão desaparecendo.

(Fim do registro de processamento)

Antes de finalizar a sessão, voltei com o cliente para os alvos dos protocolos iniciais, tanto para entrelaçar o trabalho com os Estados de Ego de volta nos protocolos quanto para avaliar mudança. O índice de SUDS baixou para 2 nos dois protocolos e as imagens ficaram significativamente menos ameaçadoras e mais esperançosas.

## PARTE 3 – EMDR E

## A TEORIA E PRÁTICA PSICODINÂMICA

## COMO O EMDR PODE SER COMBINADO COM CONCEITOS E TRATAMENTOS PSICODINÂMICOS?

O EMDR foi, originalmente, desenvolvido com teorias e construtos de terapia cognitiva e, inicialmente, apenas aplicado por clínicos de base cognitivo/ comportamental. Assim, a relevância dos conceitos psicodinâmicos do EMDR e sua potencial aplicação passaram praticamente despercebidas. Contudo, a Dra. Francine Shapiro criou o conceito "sinclético" (mistura dos termos em inglês referentes a eclético sintetizado – "synthesis of the eclectic") na medida em que reconhecia os aspectos analíticos do EMDR, como, por exemplo, a importância das lembranças da primeira infância, do inconsciente, da associação livre, do *insight*, da catarse, das ab-reações e do simbolismo (Shapiro, 1995). Na verdade, é impossível que um terapeuta, com formação psicodinâmica que esteja incorporando o EMDR à sua técnica, não reconhecer o valor de diversas ideias e práticas cognitivas. O mesmo se aplica ao terapeuta de base cognitiva que percebe que o uso do EMDR ilumina o mundo de sombras tão familiar ao psicanalista. Assim, o EMDR constitui a base de onde emanam dois grandes rios de pensamento, comprovando ainda mais sua profunda natureza.

Por uma questão de clareza, é importante que a terminologia seja definida, uma vez que há múltiplos usos e interpretações. Nesta seção, psicodinâmico e psicanalítico ou analítico serão empregados indistintamente. Deve-se observar que a palavra psicanálise não se refere apenas ao método de tratamento criado por Freud, mas ao corpo de conhecimento desenvolvido e re-desenvolvido no decorrer de sua vida, além das teorias de desenvolvimento mais modernas (psicologia do ego e separação/individuação) e a psicologia do *self* (EU).

Mais à frente, Freud enfrentou limitações quanto ao método de tratamento que desenvolvera e refinara durante os anos. Admitiu que seria necessário modificar aspectos de seu tratamento modelo de modo a promover uma "combinação do ouro puro da psicanálise" com outras técnicas e, dessa forma, fortalecê-lo (Freud, 1919). Em sua monografia de 1937, *"Análise, Limitado e Ilimitado"*, escreveu, inclusive, sobre a necessidade de se estabelecer limites temporais. Embora o EMDR seja mais eficiente quando o protocolo completo é aplicado, pode-se experimentar, às vezes, com alterações da técnica, combinando o ouro puro do protocolo.

A prática do EMDR pode ser combinada com as modalidades de longo-prazo ou voltadas ao *insight* de duas maneiras: 1) fazendo uso de um protocolo completamente desenvolvido com o conteúdo de algum trauma ou quando o paciente estiver bloqueado; 2) quando emerge conteúdo visivelmente responsivo ao EMDR, como crenças negativas distorcidas ("Não consigo fazer nada certo" ou "Minha vida não vale nada") ou crenças positivas que podem ser instaladas ("Não tenho culpa, Sou importante"). Nessas situações, pode-se dizer, "Você gostaria de processar isso?", o que acaba por tornar-se um código que o cliente entende para aplicação imediata da técnica.

## QUAIS SÃO ALGUNS PARALELOS ENTRE O EMDR E A TERAPIA PSICANALÍTICA?

O processo de EMDR tem muita coisa em comum com a abordagem psicanalítica. Concentra-se profundamente nos mecanismos intrapsíquicos do indivíduo: emoções, crenças, sonhos, fantasias, lembranças reprimidas, somatização, defesas inconscientes, conflitos, auto-percepções e relações objetais primárias. Com a ajuda do EMDR, pode-se, com mais eficácia, tratar pacientes bloqueados, aqueles cuja mudança vem a passos de tartaruga ou que são incapazes de traduzir em emoções qualquer entendimento intelectual. Da mesma forma que um analista deve ser cuidadoso, sensível, amável e respeitoso, o terapeuta de EMDR também. O terapeuta psicodinâmico que não foi treinado no uso do EMDR pode referir pacientes em andamento para consulta complementar com um profissional de EMDR para abordar questões relativas a transtornos de estresse pós-traumático, traumas na infância, ou até mesmo para acelerar o processo de tratamento do cliente. Pessoas que tenham completado tratamento, frequentemente clínicos, podem receber

EMDR para tratar questões não resolvidas, principalmente antes de pensar em iniciar outro processo psicanalítico. Pessoas que já foram submetidas a terapia, costumam ser altamente responsivas ao EMDR, como se seus cérebros tivessem sido preparados para processarem eficazmente.

Um paralelo surpreendente entre o EMDR e a abordagem analítica é o uso da associação livre. O cliente é orientado durante o EMDR a observar e a relatar, se quiser, qualquer pensamento, emoção, sensação corporal ou lembranças que ocorram durante cada série de movimentos oculares bilaterais. Entretanto, no EMDR, as discussões prolongadas acerca dessas associações não são estimuladas por considerarmos que interferem com o processamento. Já, na terapia analíticas, a associação livre é utilizada como ferramenta para desenterrar significados ocultos na profundidade do simbolismo expresso por meio de sonhos, memórias reprimidas e parapraxias (lapsos verbais, colocar coisas em lugar errado, etc.). Quando conteúdo dessa natureza aflora durante a sessão, em vez de pedir ao cliente que faça uma associação livre, ele é estimulado a proceder ao processamento. Esse é um método eficiente e altamente confiável para auxiliar o cliente a compreender o funcionamento do inconsciente. Também descobri que o EMDR acelera drasticamente o processo associativo, quase como se acelerássemos uma fita, podendo referir-se a isso como "associação acelerada".

Um problema perturbador enfrentado no trabalho clínico é que o *insight* normalmente leva a um entendimento intelectual que nem sempre consegue ser traduzido para uma integração emocional. Com impressionante eficiência, o EMDR costuma fechar a brecha existente entre as esferas cognitiva e emocional, o que levanta as seguintes perguntas: "Qual é o envolvimento do ego no processo de EMDR?" e "O EMDR desvia ou ativa o ego?". Essas questões merecem intensa atenção e investigação. O processamento com EMDR, embora atue, aparentemente, fora do controle volitivo consciente do cliente, ativa uma série de funções egóicas. Perspectiva aumentada, *insight* e auto-compreensão, elementos compatíveis com as funções egóicas de percepção da realidade externa, auto-percepção e síntese das realidades externa e interna, constituem subprodutos universais do EMDR.

Existem paralelos interessantes entre a técnica analítica de interpretação e o entrelaçamento cognitivo do EMDR, ambos objetivando auxiliar o cliente em sua incapacidade de sustentar um fluxo natural no processo de tratamento. No EMDR, o entrelaçamento é necessário com clientes que apresentam patologias complicadas e tendem a dar voltas (*loops*), ficar bloqueados ou emperrados por crenças limitadoras. Essa estratégia também pode ser aplicada em qualquer cliente cujo processamento estancar. A interpretação analítica, por sua vez, é usada para facilitar o processo de tornar consciente conteúdo pré-consciente. É essencial que haja um senso de oportunidade apropriado para que a interpretação seja bem sucedida, o que é determinado pela abordagem de conteúdo que esteja prestes a emergir à consciência.

## O QUE É "ENTRELAÇAMENTO DINÂMICO"?

Esta categoria denota técnicas que integram o EMDR com teorias e práticas psicodinâmicas, de desenvolvimento e de ego, e inclui: escuta, programação do entrelaçamento, processo associativo, memórias reprimidas, parapraxia, trabalho com sonhos, resistência, transferência, contratransferência e tratamento de transtornos de personalidade. Quando o EMDR é aplicado de maneira flexível, pode-se observar uma aceleração dramática e o aprofundamento do processo de tratamento psicodinâmico. Esse é o caso particular no tratamento de situações de trauma como transtornos de estresse pós-traumático e sobrevivência de adultos a abuso infantil que, historicamente, têm sido extremamente resistentes a mudanças, principalmente nas situações de trauma em que a consciência intelectual é insuficiente para amenizar o pânico ubíquo do indivíduo ou alterar suas arraigadas crenças irracionais e auto-percepções.

Usamos o entrelaçamento cognitivo para facilitar mudanças quando um cliente está bloqueado. O entrelaçamento dinâmico pode ter como objetivo acelerar ou focalizar um processo que não esteja excessivamente obstruído. Semelhantemente à interpretação psicanalítica, o entrelaçamento dinâmico é utilizado de modo apropriado quando permite que surja o conteúdo que está prestes a romper para a consciência.

O entrelaçamento dinâmico pode ser realizado na forma de questionamento socrático. Quando aplicado de forma apropriada, esta técnica pode aprofundar e acelerar a resolução do conflito ou trauma. De modo ideal, o entrelaçamento é ativado por perguntas feitas em momento apropriado que levam a respostas afirmativas, que, na sequencia, podem ser instaladas com grande eficácia. Por exemplo, uma leitura perspicaz das expressões faciais ou da linguagem corporal pode gerar a pergunta: "Você está com raiva?". Levado à introspecção pela pergunta em si, o cliente oferece uma resposta espontânea, preferivelmente um "sim" enfático, que, investigado, poderá levar o cliente a perguntar-se "O que está provocando minha raiva?". Nesse procedimento de perguntas abertas, o sistema neurofisiológico do cliente pode ser estimulado a produzir conteúdo interno preciso, ao contrário das respostas não confiáveis extraídas por sugestões externas.

## É POSSÍVEL OBTER SUCESSO NO TRATAMENTO DE TRANSTORNOS DE PERSONALIDADE E DE PSICOPATIAS USANDO O EMDR?

Sim. Entretanto, a questão relativa à eficácia do EMDR no tratamento de transtornos de personalidade – os mais difíceis de tratar com qualquer tipo de orientação, inclusive a analítica – é controversa. Muitos terapeutas experientes no uso do EMDR relatam pouco sucesso no tratamento de pessoas portadoras de estruturas de personalidade rígidas, ego-sintônicas e maladaptativas. A minha experiência, contudo, tem sido diferente, embora reconheça que a abordagem precise ser modificada para atender às necessidade específicas dessa população. Nenhum tratamento consegue prosseguir sem que tenha sido estabelecido um *rapport* que permita suficiente confiança do cliente no terapeuta, o que leva tempo e não pode ser apressado. Tenho constatado que o EMDR é, de longe, a ferramenta clínica mais eficiente para modificar a estrutura da personalidade.

Se conceituarmos a psicopatia como sendo um trauma grave e uma situação resultante de privação, e se percebermos o EMDR como sendo capaz de alcançar a experiência pré-verbal, podemos, ao menos, acreditar que alguma alteração pode ocorrer. Em tratamentos psicodinâmicos tradicionais, o transtorno de personalidade é visto como sendo ego-sintônico ou confortável para o cliente. O incômodo é sentido pelas pessoas à sua volta, afetadas pelos comportamentos do cliente. O objetivo do tratamento é transmutar esse estado patológico para um que seja desconfortável (distônico) para o cliente, procurando gerar ansiedade suficiente para motivar a vontade de mudar. Essa é a raiz e a razão de ser desse tratamento. Psicopatas, como a maioria das pessoas portadoras de transtornos de personalidade graves, buscam ajuda profissional apenas quando são obrigados, principalmente pelo sistema judicial, fazendo com que o tratamento pareça ser impossível – e se o terapeuta acreditar nisso, o tratamento realmente fica impossível de ocorrer. Se o clínico conseguir arranjar energia de alguma reserva especial e do desafio pessoal que isso representa, e estiver disposto a permanecer em uma experiência prolongada e frustrante, a possibilidade de mudança existe. Será um verdadeiro desafio para o seu eu profissional e o EMDR é uma ferramenta que nos permite realizar coisas que nunca sonhamos.

## COMO ISSO PODE SER FEITO?

Inicie com um protocolo cujo alvo seja um fato que atualmente perturbe o cliente. Permaneça com esse único protocolo sessão após sessão, mesmo que se passem meses até que o processamento leve o SUDS a zero e o VOC a 7. Com isso, o cliente será exposto a uma "experiência com EMDR". A partir de então, poderá compreender a possibilidade de processar traumas anteriores. Se, no segundo protocolo, o alvo for alguma questão mais profunda, será necessário ainda mais tempo para resolvê-la. Entretanto, a experiência começará a revelar a natureza defensiva ou protetora da armadura da personalidade. Os primeiros lampejos de vulnerabilidade ou sensibilidade humanas podem surgir e precisam ser abanados, como se fossem brasas no final de uma fogueira, instalando-os como crenças positivas. Além dos protocolos a longo prazo, deve-se aproveitar qualquer oportunidade para processar elementos da estrutura do ego e do superego paralelamente – encare isso como os passos mais básicos de um nova ação paterna/materna. Para auxiliar a vinculação do cliente, permita-se ser encantado e ligeiramente manipulado (dentro de limites rigorosos). Faça-o saber, repetidamente, que você se importa com ele, sem, no entanto, ser tolo. Esse tipo de trabalho é longo e extremamente desafiador. Os dois fatores chave são a idade do cliente (quanto mais novo melhor) e seu grau de motivação – mesmo que o tratamento tenha sido, inicialmente, imposto. Quando o cliente percebe que você o conhece como ele é de verdade e, ainda assim, está disposto a ajudá-lo, uma ponte fundamental é atravessada. Tenho tido alguns sucessos com essa população, mas somente por meio de um trabalho de EMDR longo e persistente.

Essa população costuma ter sofrido repetidos traumas na infância e o uso do EMDR nessas experiências produz uma suavização da rigidez e aumenta a relação interna e externa. Por questão de ênfase, repito: é importante manter apenas um protocolo até que haja a total dessensibilização e o reprocessamento seja finalizado. Significativas alterações no SUDS e no VOC exigirão, em geral, muitas semanas ou até meses, razão pela qual inúmeros terapeutas acreditam, erroneamente, que o trabalho não produz resultados e o abandonam. Obviamente, é preciso o uso ativo do entrelaçamento cognitivo para fechar as diversas brechas existentes nessa população, além da necessidade de aplicar uma combinação de variadas e distintas técnicas. Um número elevado de repetições na estimulação bilateral pode promover mais alterações, coisa que quantidade inferior de repetições não faria em virtude do conteúdo solidificado e das crenças profundamente distorcidas. Da mesma forma, repetidos retornos ao alvo inicial, mesmo que o processamento ainda esteja acontecendo, parece, às vezes, afrouxar crenças e percepções fortemente arraigadas. Usar como alvo o transtorno de ego-sintônico pode iniciar um lento surgir de raciocínio ego-distônico mais saudável e adequado.

## COMO SURGEM A TRANSFERÊNCIA E A CONTRATRANSFERÊNCIA NO EMDR?

Ao utilizar o EMDR em um processo psicanalítico em andamento, deve-se levar em consideração diversas perguntas, como, por exemplo, "Qual é o efeito do EMDR sobre a resistência e a transferência?". Em minha experiência, pode surgir resistência no EMDR tanto quanto no processo psicanalítico. A maior ansiedade parece estar em abrir mão dos ganhos secundários da passividade e da agressão internalizada na forma de autopunição. Contudo, tornar consciente o conteúdo inconsciente parece ocorrer com menos resistência, talvez em decorrência da dessensibilização concomitante e da perspectiva ampliada, que tão frequentemente acompanha essa dessensibilização no tratamento com EMDR. Comparadas às respostas transferenciais obtidas em tratamentos tradicionais, em que as mudanças são cuidadosas e sucessivas, no EMDR, essas respostas costumam estar relacionadas à relativa velocidade e à facilidade com que as alterações ocorrem. A curto prazo, o EMDR pode modificar padrões de pensamento, consciência e sintomas; mudanças na personalidade, no entanto, não são facilmente alcançadas. É fascinante observar o conflito existente em clientes cujo vínculo com o terapeuta e com o ambiente de tratamento permanece inalterado, embora não precisem mais de tratamento para os sintomas. Também pude perceber a existência de sutis reações de transferência no que concerne a qualidade mágica, o poder implícito e a intrusão dos terapeutas que realizam o EMDR.

Ser treinado no EMDR e integrá-lo à prática clínica pessoal não constitui um benefício emocional simples para o psicanalista, principalmente se tiver sido treinado para atuar em organizações ou instituições Esse profissional pode lutar com a culpa de estar violando alianças ou com o temor de ser exposto, julgado e banido por professores, supervisores e colegas. Afastar-se drasticamente do modelo teórico aplicado com êxito e confortavelmente durante anos eleva a ansiedade de qualquer terapeuta que sai de sua zona de conforto. É comum que profissionais treinados no EMDR o abandonem, deixando de aplicar a técnica. Todos temos nos esforçado por efetuar tratamentos mesmo com a ubiquidade de nossa reação contratransferencial com nossos clientes. No uso do EMDR, o psicanalista precisa levar em conta questões contratransferenciais (se a aplicação do EMDR é decorrente da frustração para controlar ou para se distanciar do cliente; se o estão utilizando demais ou muito pouco) e enfrentar o medo de que algum trauma reprimido possa aparecer.

A questão da transferência negativa é mais provável de surgir no processo de EMDR do que tendemos a perceber. O poder do EMDR pode fazer que os clientes nos enxerguem como "fadas madrinhas", mas, também, como o "gênio do mal" ou o Dr. Caligari. Nossa eficácia pode ser percebida pelo EU primitivo do cliente como uma invasão de fronteiras. Nossa habilidade na remoção de sintomas e de crenças negativas pode sugerir ao cliente que lhes roubamos seu objeto de transição, ao qual se apegam firmemente pela questão da familiaridade de seu cheiro e sensação. Isso é especialmente verdade quando os primeiros relacionamentos maternos ou paternos foram danosos em razão de trauma ou abuso e o objeto transicional é igualmente prejudicial.

O cliente também pode responder aos nossos métodos de EMDR retendo ou expulsando o processo ou nós, assim como uma criança de dois anos que está aprendendo a usar o vaso sanitário, principalmente se ela tiver sido traumatizada durante esse processo. Retenção anal pode ser vista no cliente que se recusa a fornecer-nos qualquer informação, que alega que "não está acontecendo nada" ou "não está funcionando" e, assim, impede nossos esforços de explorar suas respostas. Expulsão anal pode ser identificada no cliente que quer conversar durante o processamento, não importa o que façamos, ou fala incessantemente sem permitir que o interrompamos entre as séries.

Nossa resposta contratransferencial pode ser no sentido de forçar um "enema" de EMDR sobre o cliente retentivo ou "colocar uma rolha" técnica no expulsivo, o que indica que estamos sendo compelidos e perdendo nossa empatia com o cliente, com sua necessidade de auto-proteção e seu estado traumatizado.

Alguns clientes podem, transferencialmente, experimentar o EMDR como abandono em razão de o relacionamento terapêutico ser diferente durante a aplicação do protocolo – inconscientemente percebido como se o terapeuta tivesse partido e sido substituído por outra pessoa. Isso se aplica, de modo especial, quando o EMDR é introduzido no decorrer de outro tratamento que venha acontecendo. Comparado com tratamentos de orientação dinâmica, o contexto terapêutico propiciado pelo EMDR é mais interno com menos relação com objetos. Essa dificuldade pode ser amenizada até certo ponto inserindo sessões verbais regularmente ou horários para se falar mais extensivamente durante as sessões de EMDR.

Sobre a questão das intervenções técnicas ou entrelaçamentos, deve-se ter o máximo de cuidado para não confundir – fazer intrusões contratransferenciais inadequadas no processamento de um cliente que esteja relatando movimento –

ou, ao contrário, omitir entrelaçamentos necessários para abordar bloqueios. O ideal técnico é elaborar apropriadamente o protocolo que define e direciona o conteúdo do alvo e, então, sair do caminho, enquanto o cliente estiver em processamento, fazendo limitadas intervenções verbais ao final de cada série; esse procedimento permite atingir dessensibilização e reprocessamento totais de modo natural. Percebemos, cada vez mais, que não é isso o que ocorre uma vez que, ao anular as crenças auto-referentes negativas, a voz do EU crítico costuma bloquear o movimento e a mudança. Torna-se ainda mais perturbador quando o cliente se depara com uma parede maciça de dissociação protegendo-o de um estado de horror (muitas vezes emanando de um profundo trauma pré-verbal) que, às vezes, resiste a todos os nossos esforços de instalação de recursos e de reestruturação.

A intervenção técnica não visa "fazer com que o cliente se sinta melhor". Seu objetivo é auxiliar o cliente a retomar ou melhorar seu processamento. Quanto mais utilizarmos o EMDR, mais percebemos sua complexidade. Ganhamos acesso mais direto ao mais complexo mecanismo conhecido no universo atualmente – o cérebro humano, que contém mais de quatro quadrilhões de conexões. Quanto mais cedo tiver ocorrido o trauma, mais repetido e profundo será, e mais terá se difundido no cérebro e em suas diversas estruturas. Constitui um verdadeiro desafio refinar continuamente a base de conhecimento e a prática do EMDR para torná-lo mais eficaz diante de situações em que o progresso é devagar quase parando.

Terapeutas que carregam suas próprias histórias de trauma precisam ficar atentos para que suas experiências pessoais não venham a interferir na maneira pela qual reagem aos clientes. Desde Freud, exige-se que os alunos de psicanálise se submetam ao que era conhecido como análise "didática", tanto para experimentar o processo em primeira mão como para trabalhar questões que poderiam vir a se tornar contratransferenciais. Ressaltamos que nós, de modo voluntário, nos submetemos a uma quantidade significativa de tratamento com EMDR pelas mesmas razões, além de promover nossos próprios processos de cura. Um tratamento exploratório mais longo (de 6 a 18 meses) com EMDR tem sua eficácia e, com frequência é necessário no reprocessamento de questões de personalidade.

## O QUE SÃO "PROTOCOLOS PARCIAIS"?

Para que possa ser tolerável e útil no início de um tratamento com certos clientes mais frágeis e traumatizados na infância, há maneiras de moderar o EMDR, gerando uma redefinição do nosso pensamento e da nossa prática. Se dividimos em doses mais toleráveis, a experiência com EMDR pode ser menos intensa e mais suportável. Para isso, é preciso escolher um alvo atual do dia que não seja perturbador demais e aplicar partes de um protocolo, como, por exemplo, somente imagem, crença negativa ou emoção (eu não abordaria as sensações corporais no início, uma vez que memória traumática costuma ser armazenada somaticamente). Procede-se com movimentos oculares extremamente lentos na primeira ou primeiras duas passadas. Permite-se uma quantidade de tempo incomum de conversa entre essas séries curtas. De modo muito gradual, aumenta-se algum dos aspectos desse processo – na medida em que parecer que o cliente consegue, confortavelmente, aceitar mais. Quando um cliente não consegue suportar processamento lento e suave, temos valiosa informação diagnóstica e o processamento deve, certamente, ser interrompido de imediato. Se essa abordagem gradual for tolerável em nível bem brando, em geral contribuirá para enriquecer o funcionamento do ego que poderá, progressivamente, orientar o cliente para uma abordagem de processamento com o protocolo completo.

### TERAPIA CONJUNTA COM EMDR: ELEMENTOS CHAVE PARA PREVER QUANDO USAR EMDR COM CLIENTE EM TRATAMENTO COM TERAPEUTA PRIMÁRIO

1. Este processo deve ser discutido, desde o começo, com o cliente e o terapeuta em referência, como sendo o esforço de uma equipe de três membros, na qual o cliente é o líder, considerando que o trabalho é sobre ele além de ser ele quem está contratando para a execução desta abordagem.

2. Nunca adentre este tipo de acordo se você não tiver total confiança no profissionalismo do terapeuta principal e de sua perícia clínica.

3. Estabeleça, por meio de uma cuidadosa entrevista com o terapeuta principal, qual a potencial eficácia desta abordagem triádica, considerando os motivos diagnósticos e a situação do cliente naquele tratamento. Esteja atento para terapeutas que, deliberada ou inconscientemente, tentam se livrar do cliente.

4. O terapeuta deve concordar em comparecer à primeira sessão e retornar sempre que você solicitar. O primeiro terapeuta deve assumir a principal responsabilidade pelo tratamento e manter contato regular com você.

5. Avalie o cliente com critério, uma vez que se está realizando um trabalho conjunto com o objetivo de completá-lo no mínimo de sessões possível. Se ultrapassar dez sessões, seu envolvimento provavelmente deixou de ser adicional. Os melhores casos são aqueles com portadores de TEPT discreto e pacientes emperrados em alguma questão – e não aqueles encostados em uma parede por puro terror.

6. Ocorrerá a triangulação – anteveja-a; prepare-se para ela; lide com ela imediatamente quando ocorrer. Se administrada de modo adequado, não precisa ser um problema; pode constituir

7. uma oportunidade clínica. Mas, se o cliente quiser deixar o terapeuta principal e dar continuidade com você, CUIDADO!

8. NÃO ACEITE CONVÊNIOS NEM REDUZA SEU PREÇO – PORÉM, TAMPOUCO O ELEVE. VOCÊ ESTÁ SENDO CONVOCADO PELA SUA DESTREZA ESPECIALIZADA PARA UM TRABALHO A CURTO PRAZO. SE VOCÊ DEBATER EXCESSIVAMENTE ACERCA DE SUA HABILIDADE, CONSIDERE A SUGESTÃO DE PROCURAR UM TERAPEUTA DE EMDR E USE ISSO COMO SEU PRIMEIRO ALVO.

## PERGUNTAS E RESPOSTAS RELATIVAS AO EMDR, TDA E TRANSTORNOS DE PERSONALIDADE

*Pergunta:* Preciso de conselho acerca de uma mulher que me foi indicada porque havia "fracassado" em muitos outros tratamentos e ouviu falar do EMDR. Sua primeira questão foi sobre sua

incapacidade de se decidir quanto a um assunto financeiro.
*Resposta:* Isso é o que eu chamo de arranhar a superfície! O que
será que isso realmente significa mais a fundo? (uma pergunta
que deve ser mantida no fundo de sua mente).

**P:** Sua lista de diagnósticos inclui TAD recentemente
diagnosticado, personalidade obsessiva, ansiedade generalizada e
(meu diagnóstico) transtorno de personalidade mista com traços
*borderline* e narcisistas.
**R:** EMDR é um processo de diagnóstico maravilhoso – à medida
que o tratamento transcorre, o processamento revela a imagem de
diagnóstico mais precisa e abrangente.

**P:** Esta cliente mostra-se, alternadamente, crítica, arrependida,
exigente e conciliadora. Fala demais e tem grande dificuldade em
cumprir o protocolo do EMDR; por exemplo, não fornece o nível
de SUDS porque não consegue se decidir. Identifica inúmeros
alvos potenciais (foi criada por uma mãe *borderline* e um pai
narcisista) e possui bom insight, mas é tremendamente defensiva.
Já tentei usar o recurso de instalação com ela, mas ele persiste nos
pensamentos ou imagens negativos.
**R:** Esse caso apresenta um desafio para a sua perícia clínica,
criatividade, flexibilidade e disponibilidade para envolver a
cliente com o EMDR – não obrigá-la a se encaixar em um modelo
com o qual não consiga trabalhar no momento. O truque é fluir
confortavelmente na jornada com ela, por onde e como ela levar
você.

**P:** Trabalhei em mais de 8 sessões com ela, tentando acomodá-la
sempre que possível no que concerne os limites contextuais. Isso
parece ajudar, às vezes.
**R:** Elabore, por favor. Se ela está, intencionalmente, tentando
manipular você e derrotar o processo, é preciso implementar uma
administração ativa do processo de tratamento. Se ela está
fazendo o melhor que consegue, então, o que cabe é estruturação –
e não educação – e ação com ela no nível em que ela se encontra.

**P:** Ela requer séries longas e repetidas de MO e, às vezes, se recusa
a dar *feedback*, mas depois ela descreve as mudanças e relata

sonhos ocorridos entre as sessões. Isso é frustrante – e bem diferente de outros clientes em quem tenho aplicado o EMDR.

**R:** Não deixa de ser irônica a sua frustração com o fato de essa cliente não ir ao encontro de suas expectativas e não cooperar com a receita de bolo. Parece que ela está induzindo em você a uma reação de contratransferência, fazendo você saber como ela se sente ou como foi tratada. A abordagem do tratamento não deve ser determinada por nosso conforto ou nossa necessidade de saber ou entender, mas com o objetivo de acompanhar o cliente para onde quer que ele precise nos levar.

No EMDR você pode trabalhar com a falta de *feedback*, desde que você perceba que o cliente está processando e não entrou em uma resposta adversa (geralmente percebemos quando isso ocorre) e que as mudanças estão acontecendo durante a semana, principalmente sonhos ativados. Uma pergunta que poderia render uma resposta extremamente valiosa é: o que você sente, pensa ou faz de diferente durante a semana? Essa é nossa confirmação máxima de que o processamento está funcionando.

**P:** Você acha que o TAD ou o Transtorno de Personalidade fazem com que ela seja uma candidata pouco promissora para o EMDR?

**R:** Seria trágico, e um erro de principiante, não considerá-la como candidata potencial para o EMDR. Tratá-la pode ser como trabalhar com uma criança, na agitação dos dois anos de idade (que precisa receber apoio e compreensão imensos e que se define pela palavra "não!"), combinada com um adolescente instável e testador de limites dividido entre a necessidade de ter autonomia e sua dependência dos pais. Não abandone o navio! Tenho completado protocolos com crianças, adolescentes e adultos tímidos que não conseguiam, ou não queriam, compartilhar informações e levei-os a zerar o SUDS e a chegar ao 7 no VOC sem saber nem qual era o assunto trabalhado. A sua necessidade de saber suplanta a necessidade que o cliente tem de controlar? Tenha em mente que manifestações *borderline* indicam fraqueza de ego e falhas de desenvolvimento, as quais respondem de forma intensa ao EMDR e, assim, favorecem a perspectiva, a síntese etc.

Parece que o tratamento está funcionando. Acompanhe-a e procure medir o SUDS como fazemos com crianças – peça que indique com a separação das mãos o tamanho da perturbação, abrindo mais a distância entre as mãos se aumentar e aproximando-as se diminuir até juntá-las, quando desaparecer. Não tenha medo de brincar, ser criativo e até mesmo se divertir com ela. Lembre-se sempre que são os casos desafiadores que apresentam as melhores oportunidades de aprendizagem.

## PARTE 4 – PROCESSAMENTO CORPORAL

Ao desenvolver o método de tratamento com EMDR, Francine Shapiro enfatizou a relevância do papel do corpo (soma) no processamento da experiência. De acordo com seus resultados empíricos, as sensações físicas podem ser ativadas ao tratar uma memória traumática; podem compor a experiência sensorial do alvo do trauma em si (i.e. um acidente ou uma agressão); e também são evocados pela ressonância da crença negativa. Da mesma forma, sensações corporais são alvos valiosos no processamento com EMDR. Uma checagem corporal limpa constitui critério essencial na determinação da conclusão de um protocolo de tratamento.

Minha visão acerca das sensações corporais e da dor foi influenciada por minhas experiências pessoas com sintomas somáticos. Sofri de enxaquecas na minha adolescência (hoje tenho uma enxaqueca a cada dez anos!); de intensa dor abdominal, logo que completei vinte anos; tendência a somatizar com facilidade; assim como história de ansiedade, fobias discretas e eventuais ataques de pânico. Transmutava sentimentos de intensa ansiedade diretamente para uma sensação de queimação em meu abdômen. Uma vez, começou com a queimação, que observei virar diretamente em ansiedade. A solução veio quando me perguntei o que é que estava me incomodando (foi em época pré-EMDR), e quando a questão subjacente surgiu, a ansiedade e o incômodo abdominal desapareceram. Também percebi que, quando tinha enxaquecas, estava vazio de emoções; uma auto-avaliação me levou a perceber que eu estava experimentando raiva contida. A intensidade "ofuscante" da raiva estava equiparada à intensidade da dor na enxaqueca. Identificar e liberar essas emoções reduziu a necessidade de o corpo manifestá-las.

Além da auto-observação, já processei sensações somáticas com milhares de clientes usando o EMDR. Percebi que existe elevada correlação entre o fluxo corporal – sensações que se movimentam no corpo – e situações de ansiedade, em geral com um componente de pânico. Fora isso, observei que usar sensações corporais como alvos diretos costuma levar à liberação desse conteúdo emocional.

Em minha abordagem com clientes nos quais aplico o EMDR, procuro dar atenção especial a onde o cliente está em termos emocionais, físicos, espirituais – principalmente no que se refere ao entrelaçamento mente/corpo/espírito do seu EU. Não importa se o cliente me procurou para ajudá-lo acerca de um assunto emocional ou relacional, um problema físico ou para uma busca de alma, jamais olho para a mente, o corpo ou o espírito isoladamente (sobretudo se for alguém com síndromes dolorosas e processos de doenças).

## COMO O EMDR PODE USAR EXPERIÊNCIAS CORPORAIS PARA DIAGNOSTICAR?

Podemos usar o EMDR como ferramenta de diagnóstico tanto para situações físicas (em especial síndromes de dor) como de fundo psicológico. O valor do EMDR enquanto ferramenta diagnóstica, em minha experiência, tem sido, até certo ponto, desprezada. A regra principal, no entanto, no que tange o uso do EMDR como ferramenta de tratamento emocional (não faça nenhum suposição) também vale quando se trata de pacientes clínicos e cirúrgicos. Como em qualquer processo com EMDR, o cliente precisa estar completamente ciente acerca do seu funcionamento e de que forma pode ajudar, o que auxilia o cliente a definir para si mesmo (e para nós) o que ele realmente quer e precisa. Ao permitir que clientes que sabem o que querem tomem à frente, evita-se que o terapeuta imponha sobre eles seus próprios valores. Os clientes, por natureza, tendem a rejeitar, mental e fisicamente, quaisquer determinações vindas de fora, aumentando as chances de o tratamento fracassar.

Tenho integrado algumas ideias e práticas do Dr. John Sarno acerca da STM (Síndrome da Tensão Myosite) ao EMDR. A questão relativa à dor corporal tem início no diagnóstico – quanto dela é de fundo fisiológico? Quanto é de fundo emocional? Qual a relação entre a origem física da dor e a emocional? O EMDR pode ajudar a responder algumas dessas perguntas por meio do reprocessamento da experiência corporal, crença e emoção – usando como alvo os incidentes causais.

## COMO PODEMOS TRABALHAR COM SENSAÇÕES CORPORAIS NO EMDR?

Processamento tradicional começa quando induzimos movimentos oculares enquanto o cliente se concentra, simultaneamente, na imagem, crença negativa, emoção associada e consciência das sensações corporais. Contudo, já foi demonstrado, empiricamente, que, na ausência de imagem e crença, pode-se promover processamento eficaz e exitoso usando como alvo apenas a experiência somática. Por outro lado, mesmo que haja imagens, crenças e emoções, o uso deliberado, em situações específicas, das sensações corporais como alvo, tem provado ser de grande valia. Além do mais, o uso de imagens associadas às sensações corporais ("se você tenta imaginar que essa sensação no corpo é provocada por alguma coisa dentro dele ou nele, o que seria? É sólido, líquido ou gasoso? De que tamanho é? Formato, cor, peso temperatura, textura, etc.?") ligadas a retornos repetidos às sensações corporais pode acelerar e direcionar o processamento. À medida que o processamento continua, as sensações do corpo e as imagens tendem a diminuir – em geral para um tamanho menor, peso mais leve e cores mais suaves. De modo ideal, esse processo tem continuidade até que não seja mais identificado nenhum desconforto no corpo. A seguir, o processamento do alvo pode ser retomado para verificar se esse entrelaçamento alterou de modo significativo a cena inicial e/ou o nível do SUDS.

Concentrar-se nas sensações corporais como alvo também pode possibilitar que o processamento ocorra com agitação reduzida nos clientes que tendem a reagir com níveis problemáticos de inundação (*"flooding"*), regressão ou dissociação. É particularmente eficaz no tratamento de situações agravadas com somatização, como, por exemplo, hipocondria, transtorno do pânico, patologias da personalidade (armadura) e dores crônicas (ATM - Articulação Têmpora Mandibular, espasmos musculares, cefaléias, síndrome do intestino irritável, asma e fadiga crônica).

## DE QUE FORMA OS CDS BIOLATERAIS PODEM SER USADOS FORA DE O CONSULTÓRIO PARA TRATAR QUESTÕES FÍSICAS?

A Produtora de Som Bio*Lateral* (Bio*Lateral* Sound Recording) possibilita, aos terapeutas de EMDR, a flexibilidade de disponibilizar para clientes, adequadamente selecionados e preparados, os benefícios da estimulação bilateral fora do consultório em casos de insônia, agitação, relaxamento, controle de dor e administração de estresse provocado por doenças e internações hospitalares. Descobri que também é extremamente útil na preparação de pacientes para cirurgias e outros procedimentos médicos. É particularmente eficiente na mitigação e, às vezes, na eliminação da ansiedade anterior a procedimentos cirúrgicos, na sala de espera, bem como à cirurgia em si. Da mesma forma, usar os fones de ouvido durante a cirurgia e outros procedimentos realizados sob efeito de anestesia pode auxiliar o cliente a permanecer em estado de relaxamento e em controle, além de favorecer a adequada "administração de paciente" pelo médico. Aplica-se, igualmente, a procedimentos odontológicos e fobias nessa área. A tecnologia do Bio*Lateral* também viabiliza ao terapeuta de EMDR a, sempre que apropriado, utilizar os fones de ouvido em clientes hospitalizados ou impossibilitados de comparecer ao consultório. Para isso, pode-se lançar mão do formato de sessão completa ou segmentada em 10 a 15 mini-sessões, conduzidas com a frequência necessária.

Com pacientes portadores de câncer, o EMDR pode tratar inúmeras situações, dentre as quais a administração das questões inerentes à doença e aquelas possivelmente ligadas à mortalidade; lidar com a dor, enfrentar os procedimentos e a separação da família e do lar; tratar de relações emocionais da doença que estejam conectadas a fatos traumáticos (emocionais e físicos) anteriores; e realçar alternativas de abordagem, como, por exemplo, visualização e fantasias positivas.

Obviamente que, no tratamento da dismenorréia e de tendências subjacentes de bulimia ou anorexia, deve-se observar se há história de abuso sexual na infância ao fazer a anamnese e o processamento com EMDR. Quando se tratar de algum problema fisiológico, é necessário fazer um levantamento completo da história médica para eliminar ou constatar possíveis causas.

Quando a origem é orgânica, o EMDR pode ser aplicado, não apenas para tratar as questões emocionais relacionadas, mas também como ampliação do tratamento clínico por meio das sensações corporais e fantasias.

Um aspecto significante da minha abordagem nas questões corporais é o uso de estimulação bilateral tátil, que vai muito além dos toques nas costas das mãos. A técnica de alternar estimulação nas mãos (ou nos pés quando necessário ou apropriado) é feita bilateralmente, pressionando pontos específicos (ou Reflexologia) em linhas meridionais e em regiões de desconforto ou sensíveis. Muitos clientes consideram que isso seja uma forma menos perturbadora de processamento que promove experiência corporal positiva, inclusive sensações de calor e fluxo energético. A aplicação dessa técnica que, incorpora de modo natural o contato humano ao toque terapêutico, tem sua eficiência no tratamento de situações clínicas, principalmente naquelas que apresentam dor e/ou debilitação grave.

**PERGUNTA E RESPOSTA SOBRE O USO DOS CDS BIO*LATERAL* NA DOR**

*Pergunta:* Gostaria de saber como você usa suos CDs para redução de dor. Estou atendendo uma pessoa cujo braço recebeu o impacto de um tiro com arma de fogo em que a bala atravessou suas costas e saiu pelo pescoço. Aparentemente, os nervos do braço esquerdo foram danificados, o que produz dor aguda em sua mão, além de a paralisia do braço. A Crença Negativa é que poderá vir a nunca mais usar esse braço – na verdade, essa é a realidade.

*Resposta:* Se você ler corretamente, a CN consiste de uma afirmativa real – e não uma que seja irracional ou distorcida. Se isso é um fato, não será eliminado pelo processamento e a CN precisa ser modificada. Questões relacionadas à dor são extremamente complexas e dependem enormemente do perfil emocional, corporal e do tipo de dor inerentes à pessoa antes do ferimento. Existe algum ferimento ou trauma anterior? Questões relativas ao desenvolvimento infantil também têm um papel significativo na maneira em que uma pessoa reage, posteriormente, a ferimentos ou dor. Usando os fones de ouvido continuamente durante a sessão, eu escolheria como alvo o evento traumático e qualquer sensação corporal que surja da emoção, antes mesmo de focar a dor específica decorrente do ferimento como alvo. Caso se trate de um trauma discreto, deverá ser processado completamente, exceto a existência de incapacidade ou dor futura. Depois de completo o protocolo, determine se houve alguma alteração na dor do braço ou na dormência dos dedos. Utilizar essas sensações como alvo, principalmente por meio de fantasias dirigidas, pode auxiliar a promover maiores alterações na dor.

O uso dos CDs e fitas Bio*Lateral* fora do consultório pode ser particularmente útil quando a dor é evidente ou como ferroadas, ou quando a pessoa fica irritada ou agitada com o surgimento da dor ou do evento. Isso é especialmente verdade no caso de pessoas que têm dificuldade para dormir ou que acordam no meio da noite.

## PERGUNTAS E RESPOSTAS SOBRE QUESTÕES SOMÁTICAS E ESTADOS DE EGO

*Pergunta:* Uma de minhas clientes mais idosas (58) tem mostrado arrependimento acerca da maneira como criou seus filhos. Ela apresentou problemas intestinais, embora eu não saiba, ao certo, quais os sintomas específicos para a "síndrome de intestino irritável". Trouxemos à baila tristeza extrema quando começamos a processar a CN (algo do tipo "eu tenho que pagar"). Havia eventos específicos sobre os quais ela verdadeiramente agonizava, talvez uns dez. Seu SUDS tornou a subir quando, após uma sessão incompleta, ela retornou na semana seguinte, mas conseguiu completar o processamento do SUDS na sessão posterior. Sua CP era, mais ou menos, "Agora acabou; não tenho mais que pagar". Pretendemos instalar isso esta semana.

Acredito que o mais importante disso tudo é que ela conseguiu pegar uma coisa que lhe parecia tão enorme e amorfa e dar-lhe nome e estrutura. Foi uma sessão empolgante tanto para a cliente quanto para o terapeuta. Quais as suas observações a esse respeito?

*Resposta:* Sua definição dos fatos é de excelente refinamento e assegura uma aplicação mais extensa e *feedback*. Descobri que qualquer coisa que proporcione definição adicional para o indivíduo ajuda a ativar e aprofundar o processo. Outro exemplo seria definir as sensações corporais por meio de fantasias: "Se houvesse alguma coisa dentro de você ou sobre você criando essa sensação, o que seria? Qual seria o seu formato, o tamanho, a cor, o peso, a temperatura, etc.?

É preciso esclarecer algumas coisas para responder à sua pergunta de forma apropriada. Como os seus sintomas de cólon irritável foram afetados pelo reprocessamento? O quanto que seu corpo estava/está falando por ela (choro, gritos) deve ser compreendido em termos de onde estava e está. Perturbação somática remanescente pode ser usada com alvo direto ou, em outras situações, como indicador diagnóstico da existência de mais material/traumas. Precisamos proceder com cautela ao usar dores corporais extremas como alvo direto uma vez que isso pode promover o surgimento repentino de fúria, emoções sobrepujantes (estados de terror) ou fenômenos dissociativos, podendo provocar um curto-circuito no processo.

Outra pergunta é "O que permanece das tendências auto-críticas/ agressivas de sua paciente?" Uma maneira de diagnosticar e tratar essa questão seria utilizar a abordagem de estados/imagens de EUS/egos separados/parciais. Isso é realizado mediante a aplicação de um protocolo específico e catalisado por meio de estimulação bilateral (o ideal é usar estimulação auditiva ou tátil para que a cliente possa fechar os olhos e ser submetida a séries mais longas).

Peça à cliente que imagine seu EU maior em pé no meio de uma clareira de floresta, ou na primeira fileira de um teatro vazio, e diga-lhe que preste atenção para ouvir passos no meio das árvores ou atrás do palco. Sugira que os passos são do EU crítico ou agressivo dela e, então, peça-lhe que o chame e que avise você assim que ele aparecer. Isso costuma funcionar rapidamente. Quando a cliente o vir, pergunte-lhe "Quantos anos ele tem? O que está vestindo? Qual o olhar no rosto dele? Qual sua postura?" Essa é uma técnica de definição análoga àquela que você conceituou.

Agora você tem acesso direto a uma parte crucial, prejudicial e ferida dela. O primeiro passo é assegurar o EU crítico (EC) que o objetivo não é mandá-lo embora ou destruí-lo, o que equivale a desafiar a resistência da cliente. A seguir, ajude a demonstrar que esse EU está ferido e se sente sem voz ativa, ignorado, impotente e inútil. Relembre à cliente que não amputamos membros feridos, mas tratamos o machucado para que sare. Ressalte, também, que esse EC tem coisas valiosas a contribuir se puder ser curado, como determinação, persistência, alto padrão de exigência, etc.

Pode-se tentar a cura do EC de diversas maneiras,

uma das quais sendo elaborar um protocolo e aplicar o EMDR nele (fazendo com que preste atenção aos tons de voz da cliente ou sentir a estimulação tátil). Também é possível identificar, chamar e oferecer esclarecimento a um EU adulto competente, pai/mãe amoroso, espiritual ou curador. Se nenhum desses existir, podem ser criados por meio de processamento de experiências positivas relevantes da vida real e, depois, unificá-las. Usando fantasia dirigida, aproxime o EU cuidador, ajudador competente do EU crítico magoado com o propósito de que aquele ouça, converse, apóie e cure o outro. Se o EC for teimoso, estimule a cliente a lançar mão de paciência, da mesma forma que faria com uma criança brava e magoada. Se a cliente ainda sentir dor abdominal, pode pedir ao EU ajudador que coloque a mão no estômago do EC para aliviá-la. Finalize com um exercício de reintegração em que os EUS se dão as mãos em um círculo, recitam uma oração predileta, cantam um hino ou outra música favorita e, lentamente, voltam a se juntar em um só. Retorne ao alvo inicial do protocolo de modo a verificar de que forma esse exercício o alterou e para promover a reintegração (conexão das redes neurais) do entrelaçamento da imagem subordinada ao protocolo. Depois, faça mais algumas séries de processamento visando internalizar mais profundamente a experiência.

## QUAIS SÃO AS SUAS EXPERIÊNCIAS NO USO DO EMDR PARA PROCESSAR A DOR EM PACIENTES COM DISTROFIA SIMPÁTICO-REFLEXA (DSR)?

Embora tenha trabalhado com processamento corporal durante muitos anos, possuo algumas observações recentes em decorrência de um trabalho realizado na clínica da dor ProHealth – centro médico local com visão inovadora. As pessoas que ali conheci estavam, geralmente, no final da linha quanto à busca de opções de tratamento. Algumas de suas dores têm origem desconhecida, outras decorrem de situações perniciosas como a DSR (Distrofia Simpático-Reflexiva). Anteriormente, eu usava as sensações corporais ou regiões de dor como alvo direto e, muitas vezes obtive resultados fantásticos. Nesse trabalho na ProHealth, essa abordagem em geral resultava na exacerbação, tanto da for física, quanto dos sintomas emocionais. Em termos de diagnóstico, indicava não só que eu estava trabalhando com situações visivelmente dissociativas, mas que essas situações, com frequência, tinham inicio extraordinariamente cedo na vida. Tive que, rapidamente, recalibrar minha abordagem de tratamento utilizando outras mais suaves de tentativa e erro.

O método que, atualmente, considero mais adequado é paralelo ao que utilizo na avaliação e tratamento com pacientes portadores de transtornos dissociativos. Com pacientes portadores de síndromes de dor incomuns, extensas ou não-responsivas, recomenda-se, firmemente, que haja um histórico abrangente, a determinação do DES ou de outras medidas, o estabelecimento de um relacionamento de tratamento seguro e a existência de um sistema de apoio. A introdução do EMDR é feita com questões atuais e vivas, apresentadas por meio da pergunta "o que está incomodando você ou na sua mente neste momento?" Constrói-se um protocolo em torno da resposta, observando atentamente as sensações corporais. Tenho percebido que as sensações corporais surgem nas regiões que, em geral, os pacientes dizem que dói (peito, estômago, pescoço e cabeça), e não em locais onde a dor não é tratável. É como se a dor permanente fosse derivada de outro lugar e momento, tivesse vida própria e, quase que de modo literal, tivesse começado bem no início do desenvolvimento.

Ao introduzir o EMDR, começo usando movimentos oculares extremamente lentos, levando, literalmente, de 15 a 30 segundos para cada passada, e faço apenas uma ou duas repetições; e paro para verificar de perto como o paciente está processando. Se ocorrer alguma ab-reação ou alteração extrema, interrompo o processo de imediato. Contudo, com essa abordagem suave, isso quase nunca acontece. Sob observação atenta, aumento, muito gradualmente, o ritmo e a quantidade de movimentos oculares. Dessa forma, percebo que os protocolos básicos podem ser processados de modo a começar o processo de estruturação ou construção do ego. Também notei, com surpresa, que as sensações corporais suscitadas pelo alvo moderado serão processadas até o fim, como de costume, com pouco ou nenhum efeito sobre os sintomas refratários de dor, o que certamente sugere uma característica dissociativa e demonstra que a experiência corporal pode ser partida, assim como o *self*.

Aos poucos esses pacientes conseguem tolerar alvos mais profundos, inclusive o trauma que originou sua dor – em geral um acidente, uma cirurgia ou trauma corporal – bem como seus temores em relação ao prognóstico futuro. O uso do recurso da instalação de um lugar sereno, seguro e tranquilo constitui, obviamente, parte fundamental do procedimento. Usar como alvo específico os EUS separados, parciais ou estados de ego é de grande valia e auxilia, principalmente, na identificação e cura dos EUS críticos e agressivos, tanto quanto nas representações corporais.

No decorrer desse procedimento deve-se observar atentamente para identificar qualquer metamorfose nas regiões de dor resistente, o que indica alterações profundas que possam estar começando, bem como a prontidão do paciente para tratar traumas mais profundos. É preciso, ainda, estabelecer até que ponto a resolução dos traumas pré-verbais pode modificar essas síndromes de dor resistente. No entanto, podemos afirmar que considerando o contínuo desenvolvimento de técnicas integrativas e inovadoras na arte do EMDR, juntamente com o mais verdadeiro relacionamento bipessoal de cura, as alterações permanecerão dentro do campo de possibilidade real.

## COMO PODEMOS AJUDAR A TRATAR HIPERTENSÃO ARTERIAL USANDO O EMDR?

Comece com a pergunta "Existe algum estresse ou componente emocional que esteja contribuindo para a elevação da sua pressão arterial?" e processe qualquer conteúdo que surgir. Leve o cliente a produzir uma imagem do seu sistema circulatório como está hoje e a perceber de que forma parece estar com problemas. A seguir, peça-lhe que faça um desenho de como deveria ser. Peça ao cliente que segure os dois desenhos lado a lado e sugira que faça com que a imagem atual, lentamente, passe a assumir as características da ideal. Depois, imagine um botão ou um interruptor que possa facilitar a mudança do desenho e da pressão arterial. Se resistir a esse processo, estimule o cliente a se perguntar por que o faz e processe o conteúdo que emergir.

Outra abordagem é imaginar o fluxo sanguíneo como sendo composto de rios e lagos. Processe a imagem com a ideia de que os lagos e rios sofrem alterações geológicas de maneira a reduzir o fluxo (pressão) da água.

## PERGUNTAS E RESPOSTAS SOBRE EMDR E GAGUEIRA

*Pergunta:* Há algumas semanas usei o EMDR para ajudar um rapaz que gagueja a reduzir seu medo de frequentar lugares públicos. A imagem alvo foi ele entrando em uma loja de departamentos. A CN era "Todo mundo está olhando para mim e me julgando" e a CP era o inverso. O VOC foi 4; o SUDS, 7; e as emoções, ansiedade, medo, sentimento de inferioridade. Ao final da sessão, o VOC estava em 5 e o SUDS, em 3. Quando ele retornou na semana seguinte, informou que tinha conseguido entrar em uma loja com relativa facilidade e, portanto, não precisaria completar o processamento. Esse rapaz foi criado por um pai severo e controlador e uma mãe super-protetora. Agora, uma vez que me pediu para ajudá-lo a resolver a questão da gagueira, acho que deveria completar o processamento da lembrança de medo de entrar em lojas. O que você sugere?

*Resposta:* Quando ocorre uma mudança, alguns clientes interpretarão, erroneamente, que cumpriram o suficiente do protocolo, pois se sentem bem e funcionam melhor, mesmo que não tenham atingido um SUDS igual a zero. Às vezes, é apenas uma questão de falta de informação, embora possa haver também o medo de que apareça mais material. Sugeriria que, inicialmente, fosse feita uma abordagem educativa, ficando a parte exploratória (com a estimulação bilateral) para depois. Esse cliente não só precisa processar por completo suas ansiedades atuais, mas também as lembranças de infância. Podemos quase imaginá-lo dominado pelo medo, a culpa e a vergonha enquanto é confrontado, iradamente, por uma resposta sem conseguir pronunciar as palavras. Como isso ocorre fisiologicamente na gagueira atual levanta algumas perguntas interessantes. Somente depois que as questões atuais e passadas forem usadas como alvo e reprocessadas, é que a gagueira em si poderá ser processada com sucesso.

## PERGUNTA E RESPOSTA SOBRE DIFERENTES FORMAS DE ESTIMULAÇÃO NEUROLÓGICA

*Pergunta:* Estive envolvido em um grupo de discussão em que ingredientes ativos foram extensivamente debatidos. Algumas pessoas afirmaram que existe pesquisa suficiente sustentando a ideia de que movimentos oculares não são necessários (isso é um grande exagero?). Mas, subjetivamente, algumas formas de estimulação ou de processamento que promovam a integração dos estilos hemisféricos deveriam ter um bom impacto. Acredito que há estímulos que possam substituir o movimento ocular ou outras estimulações bilatérias alternantes em vários níveis, mas não consigo imaginar abrir mão dele. Aposto que, com o tempo, haverá mais evidência a favor da estimulação bilateral alternante.

*Resposta:* Por causa do meu envolvimento na estimulação bilateral sonora e tátil, pesquisei uma grande variedade de tecnologia disponível fora do mundo do EMDR com vistas a avaliar sua aplicabilidade ao processamento que estimulamos. Verifiquei a tecnologia Hemi-Sync que descreve o uso de som binaural (diferentes frequências de som designadas tocadas em cada ouvido) e concluí que não é bilateral (o que foi confirmado pelo engenheiro de som deles). De qualquer forma, combinei com alguns clientes que tentassem utilizar o Hemi-sync com o protocolo do EMDR e percebi um leve processamento com pouca alteração no SUDS. Também experimentei usar o Hemi-sync junto com o toque nas mãos com dois clientes e ambos informaram achar que foi perturbador. Fiz outra pesquisa com o CD de Andrew Weil, que usa a psicoacústica, mas não observei nenhum processamento comparável ao movimento esquerda/direita da estimulação ocular, auditiva ou tátil.

Tentei, ainda, usar movimentos oculares lentos e verticais simultaneamente com os CDs produzidas por mim e obtive resultados mais positivos, principalmente nos processamentos bloqueados. Acredito que apenas arranhamos a superfície no que se refere a compreender e fazer uso controlado da estimulação bilateral, assim como no desenvolvimento de outras técnicas.

# PARTE 5 – DEFININDO E REDEFININDO O EMDR: APRIMORAMENTO DE DESEMPENHO E DE CRIATIVIDADE

## QUAIS SÃO SUAS IDEIAS E EXPERIÊNCIAS COM O USO DO EMDR PARA APRIMORAMENTO DE DESEMPENHO?

Considerando que minha origem clínica é distinta daquela da maioria de profissionais que atua na área à qual me refiro como Aprimoramento de Desempenho (também conhecida como Desempenho Máximo ou Psicologia Desportiva), a abordagem de diagnóstico e de tratamento que utilizo (de desenvolvimento e de relações objetais) tende a ser diferente da regra. Minha filosofia e conceituação acerca de questões de desempenho também tende a abranger uma amplitude maior que a de muitos outros. Da mesma forma, minhas ideias e abordagens não podem ser organizadas ou enquadradas em um ou dois protocolos básicos. Tentarei, no entanto, apresentar essas ideias da maneira mais sucinta possível.

## AS 9 DIRETRIZES PARA APRIMORAMENTO DO DESEMPENHO

1.      Desempenho deve ser considerado no contexto maior da experiência de vida, do significado e da auto-percepção; e fica limitado quando visto, essencialmente, em termos de entrada sensorial e respostas, pensamento (crenças) e comportamento.

2.      Desempenho é um elemento da vida diária e contínua para todo mundo, e inclui todas as interações com outras pessoas e com nós mesmos (Ed Koch perguntava sempre como estava seu desempenho como prefeito da cidade de Nova Iorque – "Como tô indo?").

3.      A maneira pela qual vivemos o desempenho do dia é influenciada pelo acúmulo de experiências de desempenho desde o nascimento (vida intrauterina?). Como nossos pais e cuidadores responderam aos nossos primeiros desempenhos – tipo mamar, rolar, sorrir, arrulhar e balbuciar, andar, falar, usar o penico – tudo isso constrói a base para nossas experiências de

desempenho futuras (tanto internas quanto externas). Pais podem reagir com um espelho positivo (Kohut), como empolgação e orgulho – "olhe o que a Ellen fez! Ela rolou sozinha!" ou "Billy, que desenho lindo!". No entanto, se os pais reagem de forma adversa ou, mais prejudicial ainda, ignoram esses desempenhos iniciais, camadas negativas são acumuladas produzindo o sentimento de desempenho de "Eu sou ruim" (desenvolvimento de vergonha) ou "Eu sou invisível" (eu não existo). Experiências sociais com outras crianças, como a creche e a pré-escola, são fundamentais para as nossas histórias de desempenho, uma vez que costumam ser as primeiras experiências de desempenho e avaliação no contexto de grupo estruturado. O processamento com EMDR da ansiedade de desempenho atual em geral mostra a existência de lembranças humilhantes na escola, principalmente no primeiro grau.

4. Desempenho e ansiedade social constituem fenômenos dinâmicos originados por meio de crenças e imagens autorreferentes negativas, normalmente inconscientes e estabelecidas no início da vida. Essas percepções internas são silenciosamente projetadas para as mentes (pensamentos percebidos) de observadores (plateia e outros) e vivenciadas, a seguir, erroneamente, como sendo externas. Mediante a reintrojeção, as tendências do indivíduo em relação à ansiedade e à vergonha são mais ativadas, atingindo as experiências internas e o desempenho atual e formando um círculo vicioso (loop) negativo. Essa situação pode se desenvolver em uma espiral descendente que, na pior das hipóteses, leva à evitação ou cessação da atividade. Identificar a maneira pela qual essas dinâmicas se desenvolvem e acontecem pode auxiliar a pessoa a expô-las e a desvendá-las, principalmente se incorporarmos a exploração com EMDR e usarmos como alvos as experiências que geraram as dinâmicas.

5. As auto-percepções, crenças e afirmativas auto-referentes negativas projetadas (chamadas de crenças negativas), costumam surgir de estados de ego distintos ou EUS separados, mesmo em indivíduos não portadores de TID.Trata-se de EUS críticos e/ou agressivos e pode-se trabalhar com eles diretamente. Esses EUS precisam de cura, considerando que, em geral, sentem-se sem voz, impotentes, sem direito a voto e em sofrimento. Quando

restaurados, possuem energia, assertividade e determinação que pode ser útil ao EU maior. Outros EUS (pais/mães ou espirituais/curadores) podem ser aproximados do EU agressivo para promover a cura e/ou ser feito trabalho com protocolo direto com ele.

6.      Ganhos secundários decorrentes de bloqueios de desempenho precisam ser identificados e avaliados. Ganhos secundários ocultos costumam levar à evitação e à fuga. Para a criança ou adolescente prodígio, a pergunta "para quem vou apresentar – para mim ou para meus pais (professor/técnico)?" permanece escondida e silenciosa. Essa pergunta continua na vida adulta do prodígio que esteja, sem saber, mostrando atitudes de rebeldia e pedindo reconhecimento ou ajuda. Não é raro que adultos prodígio tenham sofrido abuso quando crianças, principalmente no que se refere ao desenvolvimento do seu talento. Trabalhei com mais de um pianista profissional que, quando tinha a idade entre cinco e dez anos, se a mãe/professor(a) não lhe batia na parte de trás da cabeça, era verbalmente humilhado por algum professor. As pessoas públicas são tratadas como investimentos pelas corporações e pelos fãs e, por conseguinte, sentem que estão divorciados do EU verdadeiro. A ideia de que "Ninguém gosta de mim por quem eu sou, mas só pelo que eu faço", aprofunda a experiência traumática de abandono e exploração, o que tende a intensificar a necessidade que essas pessoas têm de se apoiar, defensivamente, no narcisismo e na dissociação. Essa é uma cilada para que, continuamente, evite desenvolver um trabalho para melhorar seu desempenho. O cliente precisa saber que você está ciente da perda do EU verdadeiro deles e está determinado a trabalhar essa questão no trabalho com ele. Embora o problema apresentado seja comportamental e o resultado final do tratamento será avaliado nesses termos, o comportamento precisa ser reintegrado à experiência pessoal. A pergunta "o que meu desempenho significa para mim?" flui, naturalmente, para outras mais amplas como "quem sou?" e "o que eu quero fazer da minha vida?".

7.      Como com qualquer trabalho feito com EMDR, é essencial que o cliente possua o máximo de informação educativa acerca do processo. Precisa estar consciente de que é fundamental explorar os fatos de sua história pessoal e de seu desempenho

para o êxito do trabalho. Também precisa compreender e concordar que certo grau de exposição pessoal e emocional (a si próprio e a você) é inevitável para que a mudança comportamental seja alcançada.

8.    Na prática, as três coisas mais importantes são acompanhamento, acompanhamento e mais acompanhamento. Não importa que tipo de mudança ou reprocessamento ocorra durante a sessão, isso não garante melhora no desempenho. Sessão(ões) de acompanhamento permitem que seja constatado o que mudou e o que não mudou, proporcionando a oportunidade para instar as mudanças positivas (um modelo de realidade semelhante ao da Crença Positiva). As experiências negativas remanescentes podem, então, ser processadas de modo mais direcionado. Espera-se que, na medida em que as sessões tenham continuidade, as experiências positivas fiquem mais abrangentes e as negativas sejam atenuadas. Oportunidades para que o trabalhou seja feito "ao vivo" também podem ser valiosas durante o desenvolvimento do processo. Isso também é verdade para o trabalho simultâneo com dois alvos e protocolos paralelos – um, atual e comportamental, e o outro, histórico e origem da inibição de desempenho. O movimento de passar de um protocolo para o outro durante uma ou mais sessões promoverá, frequentemente, movimento sinérgico em cada um.

9.    Lembre-se sempre que o objetivo, a não ser que modificado por meio de consentimento mútuo, é a melhora comportamental na forma inicialmente definida pelo cliente. Este deve ser orientado e apoiado no sentido de estabelecer em que momento atingiu o objetivo de modo satisfatório, mesmo que ainda haja trabalho na área pessoal a ser desenvolvido.

*Processos neurológicos observáveis após um evento traumático parecem paralelos àqueles de um ator ou atleta que sofre de ansiedade de desempenho, bloqueios criativos e perda de autoconfiança. De modo análogo, o EMDR tende a reprocessar e a resolver essas situações de desempenho na mesma forma rápida e eficaz que leva uma pessoa a se recuperar de uma experiência traumática. O EMDR também se mostra eficiente na resolução de estresse ubíquo característico em executivos, além de aprimorar suas habilidades de tomada de decisão. O EMDR é útil para conter a ansiedade que costuma preceder procedimentos médicos relevantes e tem sido utilizado para manter o relaxamento durante cirurgias realizadas sob anestesia local. Em geral, um atleta ou ator, que se recupere de uma contusão ou cirurgia, sofre com o medo de nova contusão e a perda de autoconfiança na eficiência de sua integridade corporal. O EMDR é bem sucedido na liberação das fantasias e dos pensamentos negativos que acompanham esse processo de recuperação.

## COMO VOCÊ CONJUGA O TRABALHO DE EMDR COM ESTADOS DE EGO E AS QUESTÕES RELATIVAS A DESEMPENHO?

"A pessoa está no ator ou o ator está na pessoa?" É aqui que se resumem todas as perguntas relativas à identidade e ao desempenho do estado de ego. Fora isso, questões de desempenho não são normalmente vistas no contexto maior do desenvolvimento, de experiências traumáticas e de auto-percepção. Quando definido essencialmente em termos de estímulo e resposta sensoriais, pensamento (crenças) e comportamento, o conceito de desempenho fica limitado. A maneira pela qual experimentamos o desempenho é influenciada pelos nossos estados de ego, principalmente aqueles desenvolvidos na primeira infância. Incorporações positivas ou negativas de nossos pais e cuidadores foram afetadas pela sua reação a nós naquela época. Essas imagens se transmutam em estados de ego e estabelecem a base para nosso desempenho futuro – tanto na realidade interna quanto externa. Quando os pais respondem com espelho positivo (Kohut), empolgação e afirmações do tipo "Olhe o que a Ellen fez! Virou sozinha!" ou "Billy, que desenho lindo!", os estados de ego primitivos de louvor próprio tendem a ser iniciados. No entanto, quando os pais reagem de modo adverso ou, quem sabe mais prejudicialmente ainda, ignoram esses primeiros desempenhos, formam-se os estados de ego de inutilidade, mágoa, autocrítica, vergonha e agressão. Esses traumas contribuem para o desenvolvimento das visões de desempenho do tipo "Sou ruim" (desenvolvimento de vergonha) ou "Sou invisível" (não existo). O processamento com EMDR da ansiedade de desempenho atual geralmente revela o trauma de lembranças humilhantes na escola – principalmente no ensino fundamental – e os estados de ego resultantes, ou seja, magoado e auto-agressivo.

Existem estados de ego específicos na identidade de atletas, atores e artistas criativos, determinados, grandemente, por suas experiências e história de desempenho, sejam elas positivas ou negativas. Questões comuns que influenciam no desenvolvimento desses estados de ego incluem: talentos e predisposições inatas; a dialética entre apresentar para si mesmo ou para os pais, treinadores e professores; a capacidade de perseverança obsessiva/compulsiva adaptativa e de dissociação ligada à pressão e ao julgamento das pessoas em relação a desempenhos irregulares.

O trabalho de EMDR com os estados de ego de desempenho constitui uma aplicação direta da abordagem mais geral de EUS separados, intensificada por estimulação bilateral. Deve-se atentar, particularmente, aos bloqueios de ansiedade de desempenho, assim como à maneira pela qual a presença ou ausência de resiliência evita ou promove a inibição prolongada de desempenho (poços). É necessário identificar os estados de ego auto-agressivos (críticos, cínicos, impositivos), compreendê-los e curá-los em suas mágoas antes de cuidar dos EUS vitimizados e vulneráveis. Entidades como o EU competente no desempenho, o EU divertido e amoroso, o EU desempenho máximo, o EU criativo, o EU equilíbrio mente/corpo e o EU espiritual podem todos ser convocados para estimular, apoiar e curar os EUS em sofrimento.

Ansiedade de desempenho é um processo dinâmico iniciado, assim como a inibição social, pela projeção inconsciente e distorcida de estados de ego auto-agressivos (críticos, cínicos, impositivos) existentes na plateia, gerando a falsa percepção de fracasso no ator e a exposição de fraudulência que costuma inibir o desempenho individual. Um círculo negativo se desenvolve e ativa na pessoa os estados de ego auto-agressivos e aterrorizados, levando-a, às vezes, a evitar e até a desistir da atuação. Tratar essa situação exige informação adicional acerca do EMDR e do processo, além de trabalho direto com a panóplia de estados de ego ativados.

## QUAIS AS DIFERENÇAS ENTRE O TRABALHO DE DESENVOLVIMENTO DE CRIATIVIDADE E O DE APRIMORAMENTO DE DESEMPENHO?

O aprimoramento de desempenho e o desenvolvimento de criatividade estão vinculados e se sobrepõem um ao outro, embora existam diferenças. O aprimoramento do desempenho exige o passo adicional de passar da experiência interna para tarefas comportamentais específicas. O desenvolvimento da criatividade ocorre em nível mais interno e flui abertamente para processos externos. Por exemplo, o bloqueio do escritor pode, às vezes, ser reduzido ou dissolvido simplesmente usando como alvo os aspectos vividos e históricos do bloqueio. Isso pode, ou não, abrir outros canais a serem processados. O aspecto positivo a ser instalado pode ser a experiência da lembrança sensorial de fluir criativamente. Esse desbloqueio leva, às vezes de forma rápida e fácil, a um processo de abertura. Por outro lado, com o desempenho, abrir e fluir devem levar a melhoras específicas no funcionamento comportamental de uma tarefa o que, basicamente, consiste em concentrar ou estreitar. Vejamos: um jogador de baseball que se sente mais relaxado e confiante na base precisa ser capaz de aumentar sua habilidade de efetuar a mecânica de fazer a conexão do lugar certo do taco com uma esfera em movimento "com efeito" que se aproxima a mais de 140 km/h. Estar em estado de fluxo significa muito pouco a não ser que a tarefa específica possa ser realizada com maior eficiência e precisão, o que pode ser extremamente difícil de obter, especialmente se levarmos em conta que as pessoas envolvidas em atividades de alto nível de desempenho costumam ser voltadas para o exterior e fora de alcance ou até dissociadas de processos internos, fato esse que pode representar grande ameaça para eles. A criatividade, por sua vez, está vinculada a processos internos e flui naturalmente mediante o processamento.

Há mais de um ano, trabalho com atores, que reagem de forma excelente ao EMDR. Grande parte de seu treinamento e de seus exercícios são paralelos ao processo com EMDR. Todos possuem questões relevantes com sentimentos de não serem suficientemente bons e serem fraudes, existindo considerável trauma em suas histórias passadas. A atuação não é apenas um processo profundamente criativo e interno, mas também externo, voltado para o desempenho. Da mesma forma, já trabalhei com escritores, músicos – clássicos e de rock –, artistas gráficos e atletas profissionais. A despeito do quanto o EMDR possa ser eficaz com essa população, o mundo do desempenho constitui um mercado de extrema dificuldade para adentrar. Pode-se vender ouro pelo preço de prata sem ter um único comprador, enquanto outros que vendem latão a preço de ouro podem ter fila de compradores. Ao entrar nesse campo, é preciso ter suprema perseverança. Lembre-se, embora não seja uma maratona, a perseverança é uma corrida dolorosamente longa, na qual não existe linha de chegada e os vencedores são aqueles que permanecem na corrida depois que todos os demais desistiram.

## QUAIS SÃO ALGUMAS TÉCNICAS AUTO-APLICÁVEIS DE EMDR?

Eu utilizo a auto-aplicação do EMDR em diversas situações. É fantástico para ajudar a recuperar informações que fogem da mente ou estão na ponta da língua. Meu filho (15 anos) faz uso dela quando vai fazer provas e não tem certeza de qual resposta escolher. Eu também uso para aliviar o estresse corporal, perturbação emocional e para aumentar minha percepção. Também oriento meus clientes a usarem, por meio dos CDs e fitas ou in loco, alternando batida de dedos ou apertando os punhos. Isso é semelhante a sair para uma caminhada com o objetivo de clarear os pensamentos.

## COMO VOCÊ USA O EMDR COM ATORES?

De todas as aplicações de EMDR visando aprimorar desempenho e criatividade, a que considero mais fantástica é na área da atuação. Desenvolvi e implementei protocolos de Orientação para Atuar com EMDR (EAC – EMDR Acting Coaching). Essa técnica está voltada para ajudar o ator a, rapidamente, reduzir ou eliminar ansiedade decorrente de desempenho e de testes para partes, explorar personagens com mais profundidade e textura e desempenhar no palco com espontaneidade e autoconfiança aumentadas. Essa Orientação reúne técnicas tradicionais de treinamento para atuação e uma abordagem psicológica estruturada, acelerada pela estimulação esquerda/direita dos hemisférios cerebrais. Os resultados têm sido dramáticos (sem intenção de fazer jogo de palavras).

Apresentarei um exemplo do EAC em ação. Ao visualizar o papel, o ator identifica seus pensamentos negativos, ansiedade e onde essa ansiedade está localizada no corpo. Elimina-se isso por meio de sons, toques ou movimentos oculares esquerda/direita. O ator então é levado a explorar mentalmente os fatos mais profundos que moldaram a vida do personagem, o que é processado com o mesmo tipo de estimulação esquerda/direita, integrando, rápida e profundamente, essas experiências à vida emocional do ator. Como resultado, temo força e novidade quase assustadoras emergindo espontaneamente sobre o palco.

## PERGUNTAS E RESPOSTAS SOBRE O APRIMORAMENTO DE DESEMPENHO NO GOLFE

**Pergunta:** Farei uma palestra acerca de desempenho máximo no golfe. Durante essa palestra, gostaria de apresentar meu programa e as ferramentas de orientação que utilizo.

*Resposta:* Quem sabe você me explica um pouco sobre o seu programa para o golfe e faz as perguntas relativas às questões de desempenho. Você já ouviu falar dos "yips"? É uma reação de travamento ou tremor que faz com que os golfistas errem as tacadas, percam a autoconfiança e fiquem presos em um ciclo negativo que não conseguem romper, às vezes, durante anos! O grande Ben Hogan era conhecido por sofrer desses "yips" crônicos. Acredito que haja um componente semelhante ao TOC/pânico e seria interessante estudar o quadro clínico mais amplo no qual se insere. O EMDR pode ser bastante útil nessa situação, embora, com frequência, precisemos voltar às histórias de desenvolvimento anterior e de trauma para localizar alvos e obter resolução. Em geral, existe medo subjacente de fracassar ou de alcançar êxito/culpa/masoquismo.

Também é interessante colher a história do golfista. Que idade tinha quando começou a jogar? Começou por si mesmo ou para atender os pais ou outra pessoa? Qual é sua história de no que se refere ao desenvolvimento de habilidades, ao prazer e à alegria no jogo? Qual é sua experiência com relação a aulas, torneios, competições, apostas no jogo ou ao jogo associado aos negócios? Quais são os quesitos existentes no golfe que envolvam homens e mulheres - elementos relativos à idade, condição física, condição emocional, concentração, aprendizagem. Quais os pontos fortes e fracos do golfista: jogada curta, jogada longa, no Green, consistência? A experiência no Tee (primeira tacada) é diferente daquela no 5° ou no 14° buracos.

**P:** Concordo que dados sobre a história sejam relevantes e obtenho essas informações na primeira sessão. Nunca ouvi falar nos "yips" em si, mas compreendo o conceito.
**R:** É bom que você conheça o termo, pois é muito utilizado entre os golfistas.

**P:** Você mencionou que tratamento ao vivo é necessário e eu gostaria de ouvi-lo explicar isso melhor.
**R:** É bastante simples. Com clientes atendidos em consultório, a possibilidade de aplicação do EMDR *in loco* – processando para fora os aspectos negativos e para dentro, os positivos – surte efeitos diretos e intensos. Por exemplo, no primeiro buraco ou durante o trajeto do carrinho, pergunte ao cliente o que está pensando; como se sente emocional e fisicamente. Se possível, processe os pensamentos negativos até chegar ao SUDS igual a zero. A seguir, leve-o ao aspecto positivo (seguindo os cinco passos) e instale-o. O cliente dá a tacada e novamente processa-se o positivo para dentro e o negativo para fora. Repita o procedimento durante as tentativas ou dando continuidade ao percurso. Após completá-lo, sentem-se e reprocessem a experiência inteira. Lembre-se que, na condição de terapeutas de EMDR, lidamos com questões de desempenho com todos os nossos clientes; e diariamente.

## COMO VOCÊ TRATA MEDO DE VOAR COM EMDR?
Para tratar o medo de voar, precisamos, inicialmente, avaliar se o que existe é uma leve fobia ou algum tipo de ansiedade ou transtorno de pânico. Se for uma fobia leve, será mais fácil processá-la. A avaliação diagnóstica deve incluir uma extensiva história pessoal que abranja as seguintes perguntas: o cliente tem alguma outra fobia (de dirigir, principalmente)? Quando o medo teve início? O medo está relacionado a alguma

incidente traumático (principalmente relacionado a voar)? É simbólico para alguma coisa? O cliente foi exposto, pelos pais, a alguma situação ansiogênica (principalmente medo de voar)?

Pode-se montar o protocolo partindo da fantasia assustadora do cliente, de alguma lembrança significativa ou de uma crença negativa (vamos cair; com certeza vou morrer; não vou sobreviver se não estiver no controle) proveniente da fobia.

Durante o processamento, esteja especialmente atento à experiência somática do cliente. Se conseguir eliminar as sensações corporais totalmente, é possível que a maior parte do reprocessamento necessário, se não todo, tenha ocorrido. Se as sensações corporais continuarem em fluxo (mudando de lugar, qualidade ou imagem), sem serem processadas para fora, existe a chance de que o cliente seja portador de um transtorno de pânico subjacente – que, obviamente, é mais difícil de resolver.

Imaginando que se consiga reduzir o SUDS até o zero, pode-se aprofundar o efeito com um processo de inoculação que combina o EMDR e a inundação (*flooding*). Elaborem, juntos, uma cena imaginária de vôo que seja suficientemente assustadora (i.e turbulência extensa descrita graficamente) para re-elevar o nível do SUDS para pelo menos 5; monte o protocolo com essa cena e processe-a até chegar a zero. Depois, desenvolvam cenas cada vez mais assustadoras, tipo, queda de 15 segundos ou dois motores pegando fogo. Mantenha o exercício até que nenhuma cena imaginária nova provoque medo. Pode-se, então, instalar o modelo futuro positivo de imaginar um vôo completo, desde a sala de espera até descer do avião, sempre com a sensação de calma e de autocontrole.

Certamente, nada disso terá qualquer valor a não ser que, como em todo trabalho que envolva desempenho, o cliente tenha a oportunidade de realizar a tarefa de fato. Uma sessão de acompanhamento deve ser agendada para fazer uma avaliação e instalar quaisquer ganhos alcançados, além de estreitar o foco sobre algum aspecto negativo da experiência que ainda permaneça. Um passeio ao aeroporto constitui uma exposição fácil; um vôo planejado será o grande desafio – a oportunidade para alcançar resolução completa. Pode ser um vôo curto, ligado a lazer ou, até mesmo, um vôo a negócios.

É extremamente relevante que se ensine ao cliente o uso da

auto-estimulação com EMDR – mover os olhos entre dois pontos marcados na parede, toques bilaterais sobre os joelhos, pressão alternada dos dedos, ou uso de equipamento, de CDs ou fitas. Esse procedimento proporciona controle sobre a ansiedade antes e durante o vôo (principalmente na decolagem) e pode ser um acessório eficiente ao tratamento no consultório.

Já tratei muitas pessoas que sofriam com medo de voar. Duas, inclusive, estiveram em quedas de 10 a 20 segundos, e presenciaram o caos e pessoas feridas dentro do avião. Em quase todas, cheguei a uma resolução completa, ou quase completa, da fobia. As poucas exceções foram clientes portadores de significativo transtorno de pânico, algum transtorno dissociativo ou uma história oculta que recompensava fortemente o não voar.

## PERGUNTA E RESPOSTA ACERCA DE MEDO NO PALCO (E O USO DE PROTOCOLOS PARALELOS):

*Pergunta:* Uma pergunta clínica que me acompanha no trabalho que faço com uma violinista de 25 anos, extremamente talentosa, que tem medo do palco. Ela tem uma consulta agendada comigo para a próxima semana e quer usar o tratamento com EMDR. Você tem alguma experiência com essa combinação?

*Resposta:* A situação da sua cliente pode variar de um trivial básico para o extremo da complexidade. O segredo é determinar se o caso se refere a uma ansiedade compartimentalizada ou de parte de uma ansiedade mais ampla ou de pânico. A primeira situação é a de mais fácil solução. Colha a história de desempenho – quando a ansiedade teve início, quando é pior, etc. Recomendo usar protocolos paralelos, começando com a situação atual de ansiedade de desempenho, buscar a CN e perguntar-lhe que incidente anterior (preferencialmente na infância) vem à mente e, com isso, construir um protocolo. Inicie processando o protocolo anterior, mas passe para o mais recente quando as alterações parecerem estar acontecendo. Só o processo, em si, de montar os dois protocolos revelará muita coisa para você e a cliente.

## A MELHOR APRESENTAÇÃO DE SUA VIDA: DO MEDO DE PALCO AO CENTRO DOS HOLOFOTES COM EMDR: (UM EXEMPLO DE NOTÍCIA DE MARKETING SOBRE A AÇÃO DO EMDR NA MELHORA DE DESEMPENHO EM RELAÇÃO À ANSIEDADE NOS TESTES DE AUDIÇÃO)

Imagine o seguinte cenário, embora fazê-lo possa não constituir um desafio. Você está esperando por um teste de audição importante que representa tudo para você. Lentamente, a ansiedade e a dúvida entram em sua mente como a neblina desce sobre o oceano. Sua cabeça parece estar cheia de gás hélio, uma mão desconhecida agarra e torce seu estômago e uma sensação de eletricidade passa pelo seu corpo como se suas orelhas estivessem presas por cabos ligados a um carregador de baterias. Você não consegue evitar estes pensamentos: "Não sou bom o bastante", "Sou uma fraude; vão perceber isso na hora!", "Vou estragar tudo", "Por que estou me colocando nesta situação de humilhação e tortura? Talvez eu deva ir embora". Seus dedos parecem estar cobertos com melaço que não para de engrossar e você sabe que a ruína está próxima. Quando seu nome é chamado, você entra e, desconfortavelmente, atravessa o palco, imaginando, a cada passo, que irá perder o equilíbrio, levando a um mergulho de cisne no espaço onde fica a orquestra. "Pelo menos assim poderia sair engatinhando sem ninguém perceber e nunca mais ser visto". Você se senta e olha na direção dos rostos impassíveis e sem sangue das pessoas que irão avaliar seu desempenho e pensa: "Não ouviram ainda uma nota sequer; por que pensam, então, que sou tão ruim?". Embora seus temores não se materializem e o palco tenha deixado de balançar como o Titanic, você se sente frustrado por perceber que sua ansiedade antecipatória não só bloqueou seu melhor desempenho, mas também doía "pra caramba". Já lhe aconteceu, também, de, em uma apresentação orquestral importante, você tocar fora do ritmo ou uma nota errada que ecoou através da sala como um grito de alce macho em temporada de acasalamento? Para piorar as coisas, o som permanece com você por dias a fio, como se uma ambulância estivesse seguindo você com as sirenes tocando o tempo todo em que você está acordado. Dormir também não proporciona alívio uma vez que, sempre que você se deita e fecha os olhos, você enxerga o olhar cruel de laser do regente dizendo: "Detesto sua incompetência. Morra, imbecil!"

Felizmente, existe uma solução recentemente descoberta que, além de espetacular, é simples e se chama EMDR (Dessensibilização e Reprocessamento por Movimentos Oculares). Não há nada que se aproxime do EMDR quando falamos em controlar ou mesmo eliminar esses temores antecipatórios irracionais e distorcidos. A técnica é igualmente eficaz para ajudar a resolver fracassos reais ou percebidos e seguir em frente. O EMDR é também uma poderosa ferramenta quando utilizado para reforçar ou melhorar fantasias, pensamentos, emoções e experiências sensoriais associadas a desempenho positivo.

O EMDR alcança seu objetivo por meio da alternância na ativação dos hemisférios esquerdo e direito do cérebro, o que ocorre por meio de movimentos oculares, táteis ou auditivos no sentido esquerda/direita. A pessoa começa por trazer à mente, de modo simultâneo, a imagem positiva ou negativa "congelada", a crença auto-referente associada e as emoções relacionadas. Em última instância, isso leva a eliminar, por meio do processamento, os aspectos negativos e internalizar os positivos. Como esse procedimento ativa o sistema neurológico, as mudanças positivas costumam ser permanentes. Obviamente, com afirmativas ousadas como as nossas, o ceticismo é aceitável, prudente e sábio. Para obter crédito, ou mesmo ser compreendido, o EMDR precisa ser experimentado. Ajudamos a centenas de pessoas a receberem o benefício deste processo impressionante e esperamos que você fique intrigado o suficiente para experimentá-lo. Estamos convencidos de que será considerado providência divina!

TRANSIÇÕES – ASSOCIAÇÕES DO CORAÇÃO E DA MENTE (POEMA SOBRE A EXPERIÊNCIA COM EMDR ESCRITO ENQUANTO OUVIA O BIOLATERAL)

### Parte Um
A mente está sempre em movimento
Pensamentos saltando e escorregando.
Alguns fios são visíveis
Outros ficam escondidos na profunda escuridão.
Alguns passam se arrastando,
Outros, num lampejo, surgem no nada.
Sombras mudam na aurora cintilante
E no zonzo alvorecer.
O trauma fica, no silêncio, emburrado.

A música toca seu som,
Etiquetas de tempo do ouvido interno
Repousando os sentidos e as emoções.
O corpo é um diapasão

Cantarolando em uma harmônica viagem do tempo
Do agora pro depois e de volta.
Tons despertam lembranças dormentes
Há muito "esquecidas"
Despertas, descobrem novos sentidos.

Entre no carro.
Ligue o rádio.
Experimente as transições,
Associações do coração e da mente.

### Parte Dois
Uma jornada termina
Outra tem início.
Parte da estrada da mente
E desacelera lentamente.
Olhe pelo retrovisor.
Lembranças de coisas passadas
Estão mais perto do que parecem.

Associações do coração e da mente
Continuarão sem direção
Pelo intermezzo musical,
Como correntes de pensamento inconsciente
Atravessam as pistas que se abrem.
Esses caminhos subterrâneos de hélice dupla
E dão voltas em passagens que dão voltas.

Permaneça aberto e alerta
Para aqueles que atentam às suas
Transições, associações do coração e da mente,
Receba o dom da criatividade, da sabedoria e do insight.

## PARTE 6 – INSTRUÇÕES PARA USAR AS GRAVAÇÕES DE SOM BIOLATERAL

## PARA TERAPEUTAS DE EMDR:

É importante reconhecer que fazer a transição de movimentos oculares para a estimulação bilateral auditiva em EMDR é uma mudança significativa de paradigma. Se você utilizou somente os movimentos oculares ou táteis, você poderá se sentir um pouco confuso e até mesmo achar que perdeu o envolvimento direto com o cliente. Pode ser um pouco incômodo no início mas com o tempo se percebe uma série de benefícios, tais como: menos gasto do ombro, a possibilidade de observar e fazer anotações durante o processamento. O cliente também terá que se acostumar com a mudança. Alguns gostarão do som imediatamente; outros, com mais dificuldades de adaptação, podem precisar de tempo para se ajustar a essa mudança. Experimente o produto com um novo cliente e atente às suas reações: verá que não é necessário fazer nenhum ajuste.

O CDs foram concebidos para proporcionar estimulação auditiva bilateral, direita/esquerda, integradamente com um som suave. A finalidade desta síntese é a de possibilitar a diminuição na intensidade da angústia e da ab-reação do cliente. O som pode servir como um lugar seguro, que é experimentado simultaneamente com a estimulação bilateral (alguns clientes têm indicado isto diretamente). Como resultado, processar pode parecer mais delicado ou mesmo acompanhado por um efeito de relaxamento. Tanto pelo relato do cliente quanto pela observação clínica, o nível de relaxamento pode obscurecer ou ofuscar a percepção que o processamento está gerando.

**Perguntas Frequentes:**

1 – *Solucionando problemas: O que fazer se o cliente relata que "nada está acontecendo" ou "me deu um branco" ou "eu simplesmente relaxei"?*

Verifique as reações como você faria em qualquer situação de EMDR onde você estivesse usando a estimulação visual. Faça perguntas como: *"Você começou com a imagem, emoções, sensações corporais, aonde você foi em seguida?"*. Isto pode demonstrar que houve um reprocessamento não percebido. Lembre-se como os clientes se esforçavam para se acostumarem com os movimentos visuais de EMDR quando você apresentou o EMDR pela primeira vez. Alguns precisaram de séries mais compridas antes que o reprocessamento fosse ativado. Alguns clientes faziam comentários do tipo: *"não aconteceu nada"* ou *"isso parece muito bobo"* ou *"eu estou receoso de que isso não vai funcionar para mim"*? Quando isto aconteceu você supôs que o EMDR não funcionaria para eles? ou você os tranquilizou ou deu maiores explicações enquanto continuavam? Assim foram superando suas reações iniciais e o processamento começou? Isto frequentemente funciona da mesma maneira com a introdução da estimulação auditiva onde alguns clientes precisam ser guiados após o desconforto inicial ou precisam de orientação até sobre o que esperar da experiência.

**2 – O que eu faço se um cliente disser que perdeu o foco?** Como se sabe, todo alvo é apenas um ponto de partida e o mover-se a outro tema pode ocorrer rapidamente Pergunte aonde os clientes foram quando eles perderam o foco? Se você trouxer o cliente de volta ao alvo, pode-se perceber se houve alguma mudança de imagem ou no nível do SUDS?. Essas questões sobre a falta do foco ou relaxamento, podem ser resolvidas de forma simples: peça ao cliente que aumente seu nível de perturbação antes de colocar os fones de ouvido, fechar os olhos, puxar a imagem e repetir a Crença Negativa para si mesmos algumas vezes.

**3 – Qual o volume adequado?** Um volume muito alto pode levar o cliente a prestar mais atenção na música ou distrai-lo do processamento. Eu geralmente recomendo ao cliente escutar no nível audível mais baixo que puder. . Imagine se você fizesse os movimentos com as mãos ou dedos tão rapidamente e de forma inconstante; seu paciente seria distraído pela intensidade da estimulação e teria dificuldades com o processamento. Parece que o cérebro humano é mais ativado pelo ritmo e não pelo volume. Qualquer mínima vibração dentro do ouvido ativará o lado oposto do cérebro, então não se preocupe que não esteja funcionando o volume baixinho .

É importante checar a condição de funcionamento e volume do som, tanto quanto a bilateralidade dos sons, *antes* de entregar os fones ao paciente. Antes de prosseguir, assegure-se que o cliente consegue ouvir os sons no ouvido esquerdo e direito. Embora seja recomendado o volume audível mais baixo, o cliente sempre tem a opção de aumentar o volume. Deve-se tomar especial cuidado com aquelas pessoas com qualquer dificuldade auditiva: assegure-se que eles estejam ouvindo os sons em ambos os fones.

4 – *Como eu determino o comprimento de cada série?* Em geral, as séries com música bilateralizada tendem a durar mais tempo do que as com movimento ocular. Comece com 20 segundos por série e aumente gradativamente a partir daí, a menos que o cliente seja altamente dissociativo. Uma vantagem do uso das músicas é que os clientes podem utilizar séries mais compridas. (Eu tenho alguns pacientes bem profundo). Muitos clientes mais experimentados aprendem a determinar por si mesmos quando terminar as séries, e você sempre retém a opção de intervir quando você julgar apropriado.

5 – *O que eu faço se um cliente disser que estão ouvindo música?* Se o volume estiver alto, o cliente deve abaixá-lo. Se o volume estiver baixo, diga-lhes que apenas continuem ouvindo e que esperem até que os pensamentos comecem a surgir. Se você acredita neste processo e demonstra confiança, eles provavelmente farão o mesmo. O contrário também é verdadeiro. Imagine que você estivesse ensinando uma pessoa a dirigir uma carro e este fizera dois movimentos incorretos (não perigosos). Você o puxaria para fora do assento do motorista e suporia que ele nunca mais aprenderia como dirigir? Oportunidades perdidas podem resultar em conclusões e ações precipitadas.

6 – *Mais instruções para o uso dos CD´s BioLateral:* Por favor, siga os oito passos de preparação e procedimentos extraídos do livro de Francine Shapiro - *"EMDR, Princípios Básicos, Protocolos e Procedimentos"*, use a Escala DES com qualquer cliente que mostre alguma indicação de dissociação, e não esquecer da instalação do Lugar Tranquilo.

Os tons auditivos de movimento direito/esquerdo produzem estimulação bilateral e eliminam a necessidade dos movimentos oculares (entretanto, há clientes que às vezes, espontaneamente movem seus olhos). Os clientes podem escolher processar com seus olhos abertos ou fechados. Reparem que o processamento com os olhos fechados pode ser diferente daquele com os olhos abertos.

NOTA DE CAUTELA: esteja ciente que o processamento com os olhos fechados pode disparar uma resposta dissociativa. Se alguma resposta adversa, como a uma severa dissociação ou descompensação acontecer durante algum momento do reprocessamento, interrompa a estimulação auditiva, instruindo o cliente a tirar imediatamente os fones de ouvido. Por essa razão, você não deve usar esses CDs com clientes que você suspeita que poderiam dissociar, ou que tiveram uma nota elevada no DES ou que já responderam com altos níveis de dissociação com os movimentos oculares.

Os CDs permitem que cada série tenha o comprimento que você e/ou o cliente desejarem. Algumas séries podem durar muitos minutos e podem conter 100 ou mesmo 1.000 repetições. Use séries mais curtas no começo até que você perceba como seu cliente está respondendo e acompanha durante séries mais longas para se assegurar de que seu cliente não se dissocia se sente "perdido". É melhor interromper as séries removendo os fones de ouvido, do que desligando ou ligando o aparelho.

Não é necessário contar o número de movimentos. Muitos terapeutas relatam que os clientes que possuem mais experiência com EMDR tendem a ter um tino melhor sobre o tamanho da série já que eles estão acompanhando o processamento "do lado de dentro". Mesmo assim, o cliente deve ser informado que o terapeuta poderá interromper a série se houver alguma razão clínica justificável.

Outras opções a experimentar: o cliente pode ficar ouvindo o CD durante toda a sessão, inclusive enquanto dialoga com o terapeuta entre as séries, sem interrupção. Pode-se usar o CD também durante a sessão sem utilizar o EMDR e perguntar ao cliente no final da sessão se percebeu alguma diferença.

Com aqueles clientes que respondem bem aos CDs durante as sessões e não demonstram instabilidade ou dissociação, considere a possibilidade que usem os CDs entre as sessões para reduzir insônia, agitação, ataques de pânico, problemas somáticos, dores corporais, disparadores (comida, cigarro, drogas) e para ajudar a controlar comportamento compulsivo. Se esta opção for oferecida ao cliente é essencial instrui-lo que remova imediatamente os fones de ouvido e interrompa o processo se ocorrer alguma reação adversa ou uma intensa resposta ab-reativa.

É recomendável que você avalie pessoalmente a eficiência estes CDs em si mesmo antes de utilizá-lo com seus clientes. Sente-se em um lugar quieto e pense em algo que lhe esteja incomodando nesse momento. Desenvolva seu próprio protocolo com o SUDS e siga suas associações. Então, observe a natureza do seu processamento e de vez em quando volte ao alvo e meça o SUDS. Esteja especialmente ciente das mudanças nas sensações corporais.

Para adquirir os CDs ou ler mais sobre estes produtos, visite o site: **www.emdrbrasil.com.br** ou escreva por e-mail: **info@emdrbrasil.com.br** Também sugerimos que leiam sobre a abordagem adicional de Brainspotting desenvolvido pelo autor.

David Grand vem ao Brasil com frequência impartir cursos de EMDR e de Brainspotting. Se você gostou do que foi apresentado neste livro, entre em contato conosco para saber mais sobre os seus cursos de treinamento no Brasil.

## MAIS RECURSOS EMDR:

Para os interessados, há outro livro *em português* escrito por Dr. David Grand, *Cura Emocional em Velocidade Máxima,* disponível pela Amazon em formato impresso ou kindle/e-book ou pelo site de **www.emdrbrasil.com.br.**
Se você gostou deste livro, deixe seu comentário na Amazon para que outras pessoas possam se beneficiar das suas recomendações.

**Curando a Galera que Mora Lá Dentro**, de Esly Regina de Carvalho, Ph.D. Disponível em formato impresso e kindle/e-book.

**Conquistas na Psicoterapia**, de André Mauricio Monteiro. O primeiro livro de estudos de casos EMDR escrito por autores brasileiros. Disponível em formato impresso e kindle/e-book.

**Livros em inglês:**
*Emotional Healing at Warp Speed: The Power of EMDR*, de David Grand, Ph.D.

*Brainspotting*, de David Grand, Ph.D. Paperback and Kindle/E-book.

*This is Your Brain on Sports*, de David Grand, Ph.D. Paperback and Kindle/E-book.

*Healing the Folks Who Live Inside: How EMDR Can Heal Our Inner Gallery of Roles*, de Esly Regina Carvalho, Ph.D. Paperback and Kindle/E-book

*Getting Past Your Past*, by Francine Shapiro, Ph.D. Paperback and Kindle/E-book

*EMDR: The Breakthrough "Eye Movement" Therapy for Overcoming, Anxiety, Stress and Trauma*, de Francine Shapiro and Margaret Forrest. Paperback and Kindle/E-book

*Handbook of EMDR and Family Therapy Processes,* de Francine Shapiro. Paperback.

*EMDR: Basic Principles, Protocols and Procedures,* de Francine Shapiro. Hardcover.

*A Therapists Guide to EMDR: Tools and Techniques for Successful Treatment,* de Laurel Parnell. Paperback.

*EMDR Therapy and Adjunct Approaches with Children,* de Ana Gomez. Paperback.

*EMDR in the Treatment of Adults Abused as Children,* de Laurell Parnell. Paperback.

*EMDR as an Integrative Psychotherapy Approach,* Francine Shapiro. Hardcover.

*Small Wonders: Healing Childhood Trauma with EMDR,* de Joan Lovett. Hardcover.

## Livros em espanhol:
*Definiendo y Redefiniendo EMDR,* de David Grand, Ph.D, disponible por Amazon.com

*Sanando La Pandilla que Vive Adentro,* de Esly Regina Carvalho, Ph.D. en kindle o impreso. (disponible también en português – impreso o kindle – y en inglés – impreso o kindle).

El libro texto de Francine Shapiro sobre *EMDR: Desenbilización y Reprocesamiento por medio de Movimiento Ocular,* impreso .

*EMDR: Una terapia revolucionaria para superar la ansiedad, el estrés y los traumas, de* Francine Shapiro, Margot Silk Forrest y David Servan-Schreiber, impreso.

*EMDR y Disociación: el abordaje progresivo,* de Anabel Gonzalez, impreso.

*Curar con el EMDR*, Jacques Roque, impreso.

Guía de protocolos estándar de EMDR para terapeutas, supervisores y consultores, de Andrew Leeds, en impreso o Kindle.

*Manual de EMDR y procesos de terapia familia*, de Kaslow, Florence W., Maxfield, Louise Shapiro Francine, impreso

# REFERÊNCIAS

## DIAGNÓSTICO, TRATAMENTO E ESTADOS DE EGO

Berne, E. (1963). Structure and dynamics of organizations and groups. New York: The Grove Press.

Blanck, G. and Blanck, R. (174). Ego psychology: theory and practice, New York: Columbia Univ. Press.

Bliss, E.L. (1981). Multiple personalities: A report of 14 cases with implications for schizophrenia. Archives of General Psychiatry, 37:1388-1397.

Boor, M. (1982). The multiple personality epidemic: Additional cases and inferences regarding diagnosis, etiology, dynamics and treatment. Journal of Nervous and Mental Disease, 170:302-304.

Braun, B.G. (1986). The BASK model of dissociation. Dissociation, 1, 4-24.

Bromberg, P. (1994). "Speak! That I may see you", some reflections on dissociation, reality and psychoanalytic listening. Psychoanalytic dialogues, 4(4): 517-547.

Bromberg, P. (1996). Standing in the spaces. Contemporary psychoanalysis, Vol. 32(4): 509-535.

Brown, D.P. & Fromm, E. (1986). Hypnotherapy and hupnoanalysis. New Jersey: Lawrence Erlbaum.

Crabtree, A. (1992). Dissociation and memory: A 200 perspective. Dissociation, 5(2), 150-154.

Comstaock, C.M. (1991). The inner self helper and concepts of inner guidance: Historical antecedents, its role within dissociation, and clinical utilization. Dissociation, 4, 165-177.

Coons, P.M. (1986). Child abuse and multiple personality disorder. Review of the literature and suggestions for treatment. Child Abuse and Neglect, 10, 455-462.

Erskine, R. (1997). Theories and methods of an integrative transactional analysis: a volume of selected articles, San Francisco: The TA Press.Federn, P. (1928). Narcisism in the structure of the ego. Int. Journal of Psychoanalysis, 9, 401-419.

Federn, P. (1932). The ego feeling in dreams. Psychoanalytic Quarterly, 1, 511-542.

Federn, P. (1943). The psychoanalysis of psychosis. Psychiatric Quarterly, 17, 319, 246-257, 480-487.

Fine, C.G. (1989). Treatment errors and iatrogenesis across therapeutic modalities in MPD and allied dissociative disorders. Dissociation, 2: 77-82.

Fine, C.G. (1991). Treatment stabilization and crisis prevention: Pacing the therapy of the multiple personality disorder patient. Psychiatric Clinics of North America, 14, 661-676.

Fine, C.G. (1993). A tactical integrationalist perspective on the treatment of multiple personality disorder, In R.P. Kluft & C.G.Fine (eds.), Clinical perspectives on multiple personality disorder (pp. 153-153). Washington, DC: American Psychiatric Press.

Fine, C.G. (1994). Cognitive hypnotherapeutic interventions with patients with MPD. Journal of Cognitive Psychotherapy. An International Quarterly, 8.

Fine, C.G. and Lazrove, S. (1997). The use of EMDR in patients with dissociative identity disorder. In press.

Freud, S. (1919). Lines of advance in psycho-analytic therapy. Standard Edition, 17: p. 168. London: Hogarth Press.

Freud, S. (1937). Analysis terminable and interminable. Standard Edition, 23: pp. 217-219. London: Hogarth Press.

Herman, J.L. (1992) Trauma and recovery. New York: Basic Books.

Hilgard, E. (1977). Divided consciousness: multiple controls in human thought and action. New York: Wiley Press, expanded edition.

Janet, P. (1919). English edition: Psychological healing (2 vols.). New York; Macmillan, 1925. Reprint: Arena Press, New York, 1976.

Kluft, R.P. (1982). Varieties of hypnotic interventions in the treatment of multiple personality. Amercan Journal of Clinical Hypnosis, 24, 230-240.

Kluft, R.P. (1984). Treatment of multiple personality disorder. A study of 33 cases. Psychiatric Clinics of North America, 7, 9-29.

Kluft, R.P. (1986). Personality unification in multiple personality disorder: A follow-up study. In B.G.Braun (Ed.) Treatment of multiple personality disorder. Washington, DC: American Psychiatric Press, (pp. 29-60).

Kluft, R.P. (1988). An update on multiple personality disorder. Hospital and Community Psychiatry, 38, 363-373.

Kluft, R.P. (1988). On treating the older patient with multiple personality disorder: "Race against time" or "Make haste slowly?" American Journal of Clinical Hypnosis, 30, 257-266.

Kluft, R.P. (1988). Editorial: Today's therapeutic pluralism. Dissociation, 1, 1-2.

Kluft, R.P. (1989). Playing for time: temporizing techniques in the treatment of multiple personality disorder. American Journal of Clinical Hyupnosis, 32, 90-98.

Kluft, R.P. (1990). Incest and subsequent revictimization: The case of therapist-patient sexual exploitation, with a descrition of the sitting duck syndrome. In R.P. Kluft, (Ed.), Incest related syndromes of adult psychopathology. Washington, DC: American Psychiatric Press, (pp. 263-287).

Kluft, R.P. (1993a). Basic principles in conducting the psychotherapy of multiple personality disorders. In Kluft, R.P. & Fine, C.G. (eds.), Clinical perspectives on multiple personality disorder 1. Washington, DC: American Psychiatric Press, (pp. 19-50).

Kluft, R.P. (1993b). Clinical approaches to the integration of personalities. In Kluft, R.P. & Fine, C.G. (eds.), Clinical perspectives on multiple personality disorder 1. Washington, DC: American Psychiatric Press, (pp. 101-133).

Kluft, R.P. (1993c). Countertransference in treatment of MPD. In J.P. Wilson & J. Lindy (Eds.), Countertransference in the treatment of post-traumatic stress disorder. New York: Guilford Press, (pp. 121-151).

LeDoux, J. (1996). The Emotional Brain. New York: Simon & Schuster.

Nicosia, G.J. (1995). Eye movement desensitization and reprocessing is not hypnosis. Dissociation, 8, 69.

Paulsen, S. (1995). Eye movement desensitization and reprocessing: Its cautious use in the dissociative disorders. DISSOCIATION, 8, 32-44.

Reich, W. (1976). Chacacter Analysis. New York: Farrar, Straus and Giroux.

Reiser, M. (1994). Memory in Mind and Brain: What Dream Imagery Reveals. New Haven: Yale.

Shapiro, F. (1989a). Efficacy of the eye movement desensitization procedure in the treatment of traumatic memories. Journal of Traumatic Stress Studies, 2, 199-223.

Shapiro, F. (1989b). Eye movement desensitization: A new treatment for post-traumatic stress disorder. Journal of Behavior Therapy and Experimental Psychiatry, 20, 211-217.

Shapiro, F. (1991). Eye movement desensitization & reprocessing procedure: From EMD to EM/R – A new treatment model for anxiety and related traumata. The Behavioral Therapist, 14, 133-135.

Shapiro, F. (1995). Eye movement desensitization and reprocessing (EMDR). Basic principles, protocols, and procedures. Now York: The Guilford Press.

van der Hart, O., Brown, P. & van der Kolk, B. A. (1989). Pierre Janet's treatment of post-traumatic stress. Journal of Traumatic Stress, 2, 379-395.

van der Hart, O., & Brown, P. (1992). Abreaction re-evaluated. Dissociation, 5, 127-140.

van der Hart, O., Steele, K., Boon, S., & Brown, P. (1993). The treatment of traumatic memories: Synthesis, realization, and integration. DISSOCIATION, 6, 162-180.

van der Kolk, B.A., & van der Hart, O. (1991). The intrusive past: The flexibility of memory and the engraving of trauma. American Imago, 48, 425-454.

van der Kolk, B.A., Fisler, R. (1995). Dissociation and the fragmentary nature of traumatic memories: Overview and exploratory study. Journal of Traumatic Stress, 9, 314-325.

van der Kolk, B., McFarlane A., Weisaeth, L., Eds. (1996). Traumatic Stress. N.Y.: Guilford Press.

Vaughan, K, Armstrong, M.S., Gold, R., O'Connor, N., Jenneke, W., & Terrier, N. (1994a). A trial of eye 15. movement desensitization compared to image habituation training and applied muscle relaxation in post-traumatic stress disorder. Journal of Behavioral Therapy and Experimental

Psychiatry, 25, 283-291.

Vaughan, K, Weiss, M., Gold, R., & Terrier, N. (1994b). Eye-movement desensitization. Sympton change in post-traumatic stress disorder. British Journal of Psychiatry, 164, 633-541.

Watkins, H. (1984). Ego-state theory and therapy. In Corsini, R., ed., Encyclopedia of Psychology, Vol. 1. New Yor: Wiley, (pp. 420-421).

Watkins, J.G. (1971). The affect bridge: A hypnoanalytic technique. International Journal of Clinical and Experimental Hypnosis, 19, 21-27.

Watkins, J.G. (1978). The therapeutic self, New York: Human Sciences Press.

Watkins, J & Watkins, H. (1981). Ego-state therapy. In Corsini, R., ed., Handbook of innovative therapies. New York: Wiley, (pp.252-270).

Watkins, J & Watkins, H. (1991). Hypnosis and ego-state therapy. In Keller, P. & Heyman, S., eds. Innovations in clinical practice: a source book, Vol. 10. Florida: Professional Resource Exchange.

Watkins, J & Watkins, H. (1997). Ego states: theory and therapy, New York: W.W. Norton

Wilson, S.A., Becker, LA, & Tinker, RH. (1995). Efficacy of eye movement desensitization and reprocessing (EMDR) treatment for psychologically traumatized individuals. Journal of Consulting and Clinical Psychology, 63, 928-937.

## APRIMORAMENTO DE DESEMPENHO

Cameron, J. (1997) The Artists Way. N.Y.

Campbell, D. (1997) The Mozart Effect. New York: Avon Books.

Edwards, B. (1989) Drawing on the Right Side of the Brain. New York: Putnam.

Foster, S., Lendi, J. (1997) EMDR, Performance Enhancement for the Workplace. San Jose: Performance Enhancement Unlimited.

Galway, T. (1981) The Inner Game of Golf. NY: Random House.

Goleman, D. (1995) Emotional Intelligence. New York: Bantam Books.

Jourdain, R. (1997) Music, The Brain and Ecstasy. New York: Morrow.

Manfield, P. (1998) Extending EMDR, New York: W.W.Norton.

Roberts, G. (1992) Motivation in Sports and Exercise. Champaign, IL: Human Kinetic Books.

Shapiro, F. (1995) EMDR: Princípios Básicos, Protocolos e Procedimentos. Brasília: Editora Nova Temática.

Ungerleider, S. (1996) Mental Training for Peak Performance. PA: Rodale Press.